DAS
HEILSTEINE-SET

7 EDELSTEINE FÜR KÖRPER UND SEELE

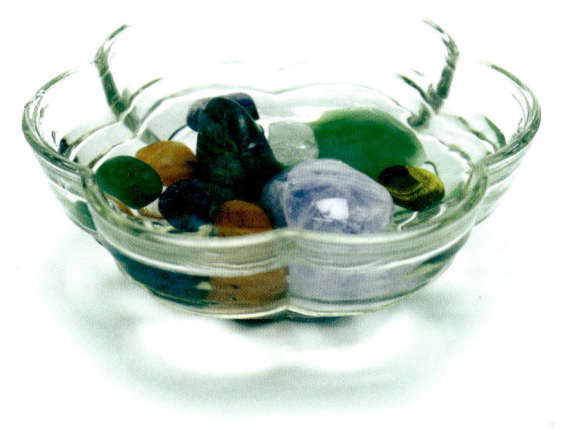

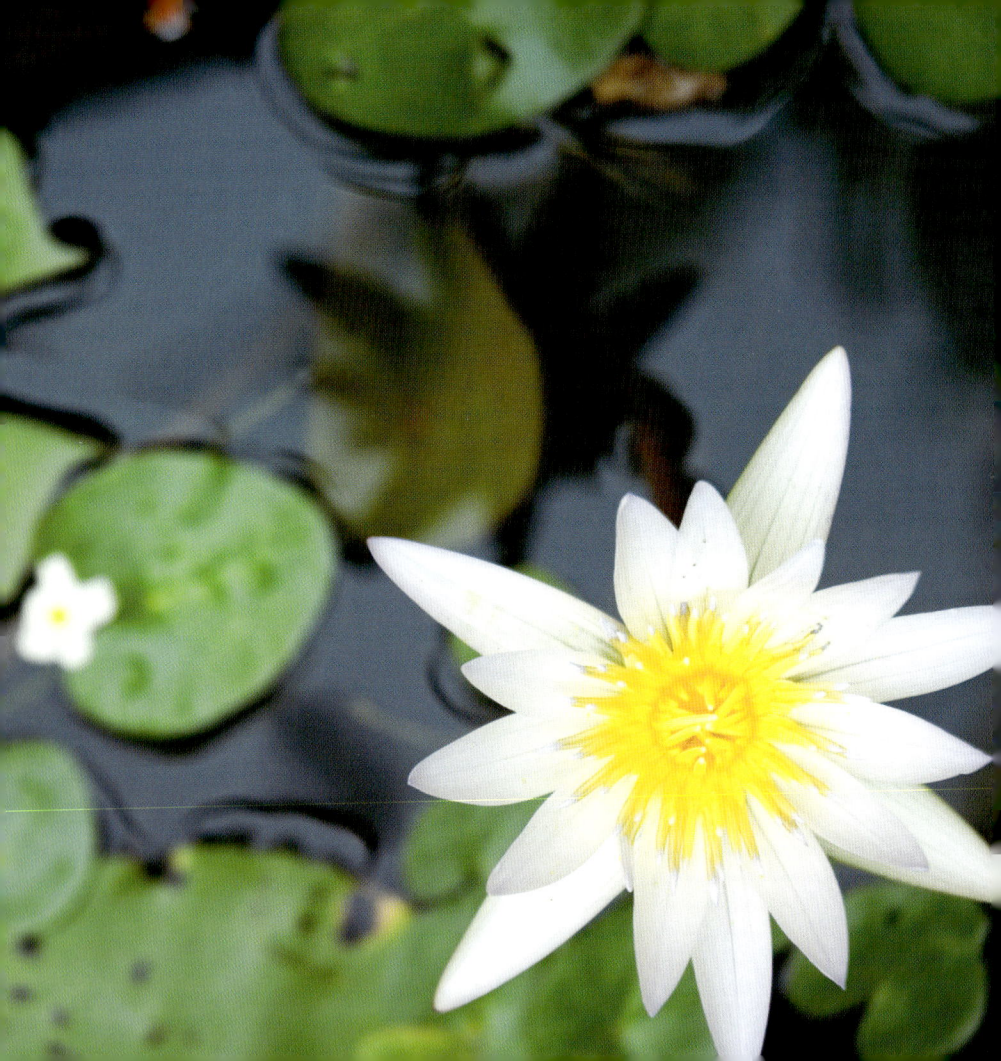

DAS
HEILSTEINE-SET

7 EDELSTEINE FÜR KÖRPER UND SEELE

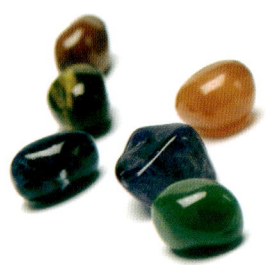

Jennie Harding

Aus dem Englischen von Claudia Fritzsche

KAILASH

Die Originalausgabe erschien unter dem Titel
The Crystal Book bei Ivy Press. Limited, East
Sussex

Bibliografische Information der Deutschen
Bibliothek

Die Deutsche Bibliothek verzeichnet
diese Publikation in der Deutschen
Nationalbibliografie; detaillierte bibliografische
Daten sind im Internet unter
http://dnb.ddb.de abrufbar.

© 2008 by Ivy Press. Limited
© der deutschsprachigen Ausgabe Heinrich
Hugendubel Verlag, Kreuzlingen/München 2008
Alle Rechte vorbehalten

Umschlaggestaltung: Weiss/Zembsch/Partner:
Werkstatt München unter Verwendung eines
Motivs von Mauritius/Creatas
Satz: EDV-Fotosatz Huber/Verlagsservice
G. Pfeifer, Germering
Manufactured in China

ISBN: 978-3-7205-6047-4

Inhalt

Einführung   6

Inhalt des Sets   8

Reinigung der Steine   10

Ihre sieben Basis-Heilsteine   11

Bergkristall   14

Amethyst   16

Sodalith   18

Aventurin   20

Tigerauge   22

Karneol   24

Roter Jaspis   26

Legemuster   28

›Erdend‹   32

›Aufbauend‹   34

›Ausdehnend‹   36

Steinwasser und Elixiere   38

Steine im Badewasser   40

Steine im und ums Haus   42

Steine als Schmuck   44

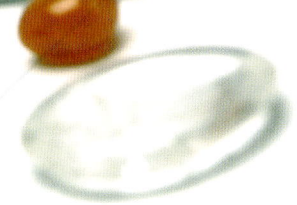

Den Körper heilen:
Chakras und ihre Steine   45

Basis- oder Wurzelchakra   54

Bauch- oder Sakralchakra   56

Solarplexuschakra   58

Herzchakra   60

Hals- oder Kehlchakra   62

Drittes Auge oder Stirnchakra   64

Scheitel- oder Kronenchakra   66

Register   80

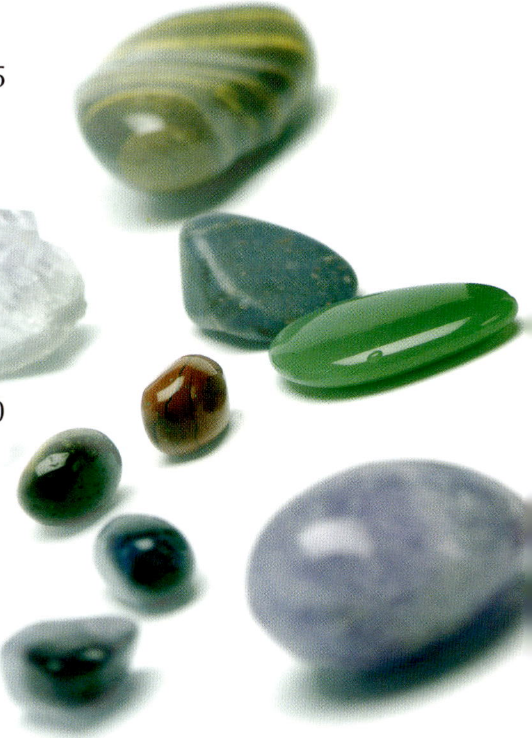

Einführung

Dieses kleine Buch mit dem zugehörigen Steine-Set gibt Ihnen eine erste Einführung in die ebenso spannende wie faszinierende Welt der Edelsteine und ihrer Heilkräfte. Machen Sie sich also auf Entdeckungsreise!

Seit Jahrtausenden üben Edelsteine eine starke Anziehungskraft auf Menschen aus. Herrschern dienten sie als Insignien ihrer Macht, »Normalsterblichen« als Schmuck, auf Waffen und Schilde gesetzt dem Schutz ihrer Träger. Die Vielfalt ihrer Formen und Farben, ihre Kristallstrukturen und Lichtbrechungseigenschaften erhöhen ihren Reiz. Mit Hilfe dieser Einführung werden Sie herausfinden, wie unterschiedlich die einzelnen Steine bei Ihnen und auf Sie wirken.

Die Welt der Edelsteine

Alle Edelsteine sind mineralisch, meist von der Erde selbst geformt. Der Boden unter Ihren Füßen mag sich solide anfühlen, doch schon ein paar Kilometer tiefer, unterhalb der Erdkruste, beginnt das Gestein, sich zu verflüssigen, bis es im Erdkern wie in einem Hochofen völlig geschmolzen ist – brodelndes Magma. Die Hitze drückt ständig Magma durch Spalten und Risse in ihrer Kruste an die Erdoberfläche: Vulkanausbrüche. Beim Erkalten der Schichten bilden sich Kristalle, die während des Abkühlungsvorgangs wachsen, in gasblasenartigen Hohlräumen oder Rissen.

Rauchquarz

Die Erde unter Ihren Füßen unterliegt einem stetigen Wandel; doch vollziehen sich alle Prozesse extrem langsam – sie dauern Jahrmillionen. Jeder Stein in Ihrer Hand hat eine für uns schier unendlich lange Zeit gebraucht, um zu einem derart festen Gegenstand zu werden.

Die meisten Kristalle sind anorganisch, d. h. sie haben keine belebten Ursprünge. Ein paar sind organisch, ihr Ursprung liegt in lebendiger Materie, wie

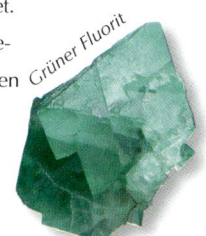

Bernstein

z. B. Bernstein, über Jahrmillionen hinweg erstarrtes fossiles Baumharz, oftmals mit Einschlüssen perfekt konservierter Insekten oder Pollen. Auch Perlen sind organisch, sie entstehen durch die Reaktion bestimmter Muscheln auf eingedrungene Fremdkörper wie Sandkörner, die sie mit Perlmutter überziehen.

Kristalle bilden unterschiedliche Formen aus, abhängig von den enthaltenen Mineralien sowie der Dauer des Erstarrungsprozesses. Bergkristall, einer der häufigsten Edelsteine, kristallisiert meist geometrisch aus, in Form konisch zulaufender, facettierter Spitzen. Andere Quarze, wie die Achate, bestehen aus winzigen Kristallen, die sich in Klümpchen oder schichtweise als Bänder ablagern. Edelsteine gibt es weltweit, wobei die USA, Brasilien, Myanmar und China Hauptlieferanten sind; die meisten Minen werden heute industriell ausgebeutet.

Zu Beginn Ihrer Sammelleidenschaft werden Sie am meisten von den vielen verschiedenen Gesteins- und Kristallarten fasziniert sein, von ihren typischen

Grüner Fluorit

Formen, Farben, Strukturen und Heil-Kräften. Manche Steine sind eingekerbt, andere glatt wie Glas, wieder andere rau oder scharfkantig. Durch das Betasten und In-der-Hand-Halten werden Sie die Unterschiede bei Ihren Steinen fühlen lernen, und so mit ihnen in Verbindung treten.

Der Inhalt des Sets

Ihr Set umfasst sieben Basis-Heilsteine, mit deren Wirkungen, Anwendungen, Pflege und Umgang im Alltag Sie sich hier vertraut machen können. Diese sieben Steine wurden mit Blick auf ein möglichst breites Spektrum von Anwendungsmöglichkeiten ausgewählt. Jeder Stein besitzt spezifische Kräfte, die unten aufgelistet sind. Detaillierte Beschreibungen finden Sie auf den Seiten 14–27.

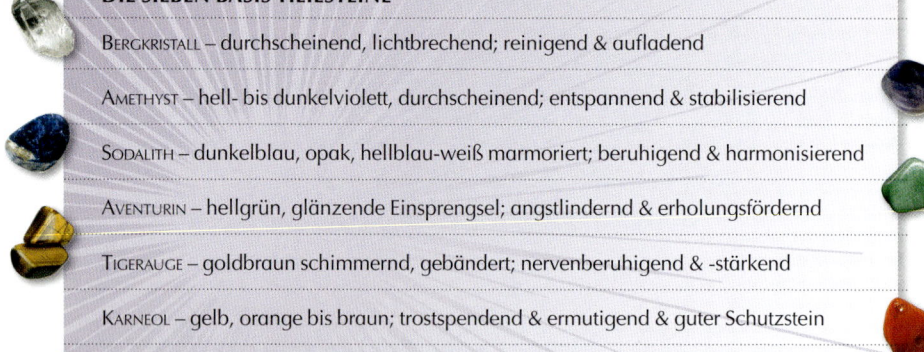

DIE SIEBEN BASIS-HEILSTEINE

BERGKRISTALL – durchscheinend, lichtbrechend; reinigend & aufladend

AMETHYST – hell- bis dunkelviolett, durchscheinend; entspannend & stabilisierend

SODALITH – dunkelblau, opak, hellblau-weiß marmoriert; beruhigend & harmonisierend

AVENTURIN – hellgrün, glänzende Einsprengsel; angstlindernd & erholungsfördernd

TIGERAUGE – goldbraun schimmernd, gebändert; nervenberuhigend & -stärkend

KARNEOL – gelb, orange bis braun; trostspendend & ermutigend & guter Schutzstein

ROTER JASPIS – rot, opak, oft gemustert; erdend & kräftigend & regulierend

Sieben Basis-Heilsteine nach den sieben Haupt-Energiezentren im Körper, den Chakras *(s. S. 48f.)*, die bei der Heilung mit Edelsteinen eine wesentliche Rolle spielen. »Heilen mit Steinen« heißt, aus der Balance geratene Aspekte Ihres Selbst wieder auszugleichen – etwa bei geistiger Überanstrengung, der Empfindung von Traurigkeit oder körperlicher Erschöpfung. Die entsprechenden Heilsteine auf bestimmte Körperstellen aufgelegt, helfen das Ungleichgewicht wieder ins Lot zu bringen, sich selbst zu erfrischen und zu erneuern. Die regelmäßige Anwendung von Heilsteinen wird Ihnen zudem das Gefühl des Schutzes durch die Erde selbst vermitteln.

Die Steine beobachten

Breiten Sie Ihre Steine auf einem weißen Tuch aus. Betrachten Sie erst die Farbenvielfalt, dann Formen und Lichtbrechung. Bergkristall zerlegt das Licht in die Regenbogenfarben, während die Bänderung des Tigerauges golden schimmert. Andere Steine, wie der Sodalith, sind opak und von hoher Farbdichte.
Lernen Sie Ihre Steine kennen und erfühlen.

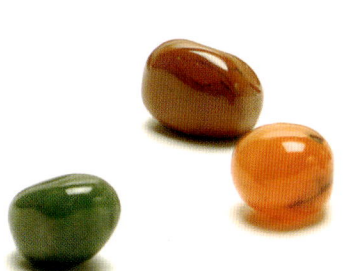
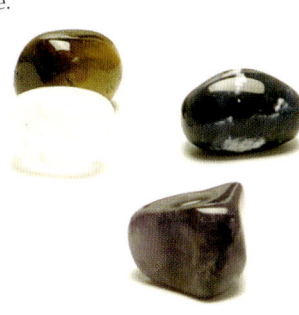

Das Reinigen Ihrer Steine

Ihre Steine sind wertvolle Werkzeuge zur Förderung Ihres Wohlbefindens, deshalb ist die sorgfältige Pflege wichtig. In einer Kassette machen sie sich prächtig, doch kann man sie auch in einem Stoffsäckchen oder Ähnlichem aufbewahren.

Die Reinigung

Bevor Sie die Heilsteine aus Ihrem Set verwenden können, müssen diese alle gereinigt und mit Ihrer Energiefrequenz aufgeladen werden, um den Heileffekt zu verstärken. Füllen Sie dazu reines Quellwasser in eine kleine Glasschüssel, legen Sie Ihre Steine hinein und lassen Sie diese über Nacht dort. Leeren Sie dann das Wasser aus und trocknen Sie die Steine mit einem sauberen, weichen Tuch ab. Nehmen Sie danach jeden Stein einzeln in die Hand und sagen Sie: »Möge dieser Stein zu meinem eigenen und zum höchsten Wohl anderer Menschen wirken.« Das programmiert Ihre Steine zum Gebrauch. Wiederholen Sie dieses Reinigungsritual nach jeder Verwendung der Steine in einer Heilbehandlung.

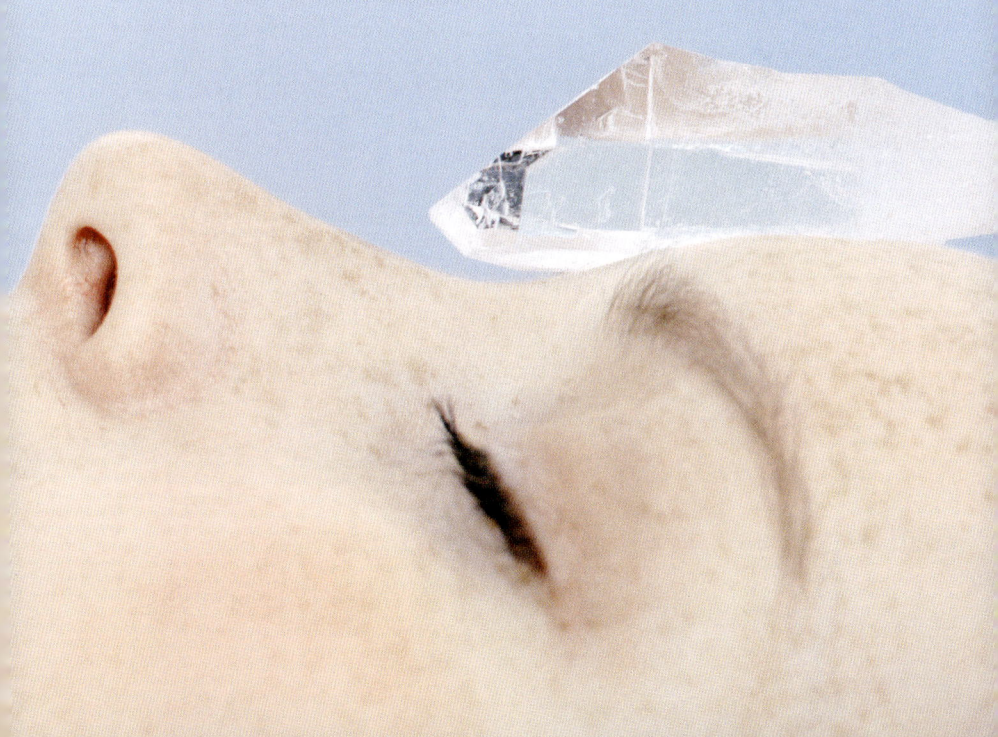

IHRE SIEBEN
BASIS-HEILSTEINE

Die Basis-Heilsteine

Nehmen wir nun jeden einzelnen Ihrer sieben Steine genauer »unter die Lupe«, seine Charakteristika, Verwendung in der Geschichte und seine Heilwirkungen. Dann widmen wir uns den einfachen Heilweisen für den Körper durch Auflegen der Steine. Zuvor jedoch werde ich auf die tiefere Bedeutung der Basis-Heilsteine eingehen.

Edelsteine in der Geschichte

Schon im Altertum maß man bestimmten Kristallen besondere Kräfte bei. So findet sich im Alten Testament (2. Mose 28,15) die ausführliche Beschreibung eines Zeremonial-Brustschilds mit speziellem Schmuck; Teil des Ornats des Hohepriesters, des Mittlers zwischen Gott und den Menschen. Diesem Brustschild wurden vier Reihen von Steinen in Goldfassung aufgesetzt: Sarder, Topas, Smaragd; Rubin, Saphir, Diamant; Hyazinth, Achat, Amethyst; Türkis, Onyx und Jaspis – alle anhand der biblischen Aufzählung gut identifizierbar. Man versprach sich von ihnen eine energetische Aufladung des Schilds und damit die Erhöhung der spirituellen Macht des Priesters.

Auch die Ägypter machten regen Gebrauch von edlen Steinen für die

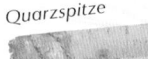

Quarzspitze

goldenen Halskragen, Ketten, Kronen und anderen Kopfputz ihrer Könige und Adeligen. Reihen verschieden blauer Steine wie Sodalith und Lapis in Goldfassung kontrastierten reizvoll mit Achaten wie rotem Jaspis und schwarzem Onyx. Wobei die Steine keineswegs nur ihrer Farbe wegen ausgewählt wurden, es spielte auch ihr Symbolgehalt eine Rolle. Das Lapis-Blau etwa weckte die Assoziation mit den Himmeln, den gold glitzernden Pyrit verband man mit dem Sonnengott Ra.

Die Azteken Mexikos und die Inka Südamerikas verehrten grüne Steine wie Jade und Smaragd, denn ihre Götter bewohnten den üppig grünen Dschungel, damals der natürliche Lebensraum der Menschen. Grüne Steine galten als den Göttern heilig, und so schmückten sie auch ihre Stellvertreter auf Erden, die Herrscher der Azteken und Inka.

Sechs Ihrer Basis-Heilsteine erschienen bereits in den kurzen geschichtlichen Abrissen: die Achate (dazu zählen Karneol, Tigerauge, Aventurin) sowie Amethyst, Jaspis und Sodalith. Diese Steine verbinden Sie mit den geheiligten Traditionen vergangener Kulturen. Der letzte Stein in Ihrem Set, der Bergkristall, wird schon seit Tausenden Jahren in der Heilkunst eingesetzt. Professionelle Steinheiler verwenden häufig Bergkristallstäbe – natürlich gewachsene, konisch zulaufende Spitzen – , um die Haupt-Energieflüsse des Körpers zu lenken und zu klären.

Kristalle und Farben

Die Steine in Ihrem Set gelten auch deshalb als »Haupt-Heilsteine«, weil sie für die sieben Regenbogenfarben stehen. Heiler vieler unterschiedlicher Disziplinen arbeiten mit den sieben Farben – oder sieben Strahlen – um den Körper mit verschiedenen Schwingungen oder Energien zu versorgen. Die roten, orangefarbenen und gelben Frequenzen sind warm und energetisierend; grün fördert Wachstum; blau, violett und weiß sindkühl und reinigend.

Quarzspitze

Weißer Quarz oder Bergkristall

Die meisten Menschen denken beim Wort »Kristall« zuerst an ihn: Der Klassiker in jeder Sammlung ist ein klarer, trigonaler Kristallquarz aus *Siliziumoxid* und *Sauerstoff*. Man findet ihn weltweit, besonders schöne Stücke vor allem in Brasilien. Quarze sind – abhängig von ihrer Wachstumsgeschwindigkeit – enorm vielfältig in Gestalt, Größe und Form. Rohsteine (Stufen) bilden Zapfen aus, so genannte Spitzen mit sechs geometrischen Facetten.

Körperliche Wirkungen

Steinheiler setzen Bergkristalle ein, um das Energiefeld um den menschlichen Körper zu klären und von jeglicher Negativität zu befreien. Diese Reinigung schafft die Grundlage einer harmonischen Neuordnung von Geist, Körper und Seele, verstärkt das körperliche und geistige Wohlbefinden. Da der Stein den »energetischen Fingerabdruck« des Behandelten aufnimmt und bewahrt, muss er unbedingt nach jeder Anwendung gründlich mit Wasser gereinigt werden. Bergkristall regt zudem das Immunsystem an und stärkt die Nerven. Als Anhänger um den Hals getragen, schützt er seinen Träger vor Umweltgiften und negativer Energie in seiner Umgebung.

Quarz (getrommelt)

Spirituelle Anwendungen

Bergkristall erhöht Wahrnehmung und Selbsterkenntnis, hebt den Geist auf die höheren Ebenen spirituellen Bewusstseins. In der Meditation kann er inspirativ wirken, was oft zu blitzlichtartigen intuitiven Erkenntnissen jenseits des Alltagsdaseins führt und zur Lösung von Problemen oder Klärung persönlicher Themen beiträgt.

Ein kleiner Bergkristall in Bettnähe kann Ihnen helfen, sich genauer an Ihre Träume zu erinnern; größere Stücke in der Wohnung oder im Büro/Geschäft verteilt, wirken gegen negative Umwelteinflüsse, bringen Klarheit im Denken und fördern die Konzentration.

Professionelle Steinheiler verwenden Bergkristalle verschiedener Formen, um den Energiefluss des Körpers auszugleichen; so besitzen z. B. Bergkristallstücke mit »selbstverheilten« und dann versiegelten Bruchflächen besondere Heilkräfte.

Bergkristall (Rohstein)

Amethyst

In großen trigonalen, mit bloßem Auge erkennbaren Kristallen gewachsener Quarz, lebhaft hell lavendelfarben bis dunkelviolett durch Spuren von *Eisen* und *Aluminium*. Er gilt als einer der schönsten und kraftvollsten Steine. Amethyst erscheint in unterschiedlichsten natürlichen Ausformungen: als Stufe aus kleinen Spitzen, als größere facettierte Einzelkristalle oder als z. T. gewaltige, in vulkanischen Gasblasen gewachsene Drusen. Kleinere Amethyste werden oft poliert, das bringt ihre Farbe besser zur Geltung. Die qualitätvollsten Stücke stammen aus Brasilien und Mexiko.

Körperliche Wirkungen

Beruhigend, lösend. Amethyste wirken gegen stressbedingte Verspannungen, Kopfschmerzen, Migräne und Gefühle geistiger Überanstrengung durch übermäßige Hirnaktivität, insbesondere, wenn man sie auf das Dritte Auge (Stirnchakra, oberhalb der Nasenwurzel zwischen den Augenbrauen) legt. An Computern oder Mobiltelefonen befestigt, blocken sie die elektromagnetische Strahlung ab. In Bettnähe oder unter dem Kopfkissen erhöhen sie die Schlafqualität, spenden Erfrischung und verhindern Alpträume. Am Körper getragen, beruhigen Amethyste das Nervensystem und verhelfen zu innerem Frieden. Auch gut bei Blutergüssen und Schwellungen.

Amethyst (getrommelt)

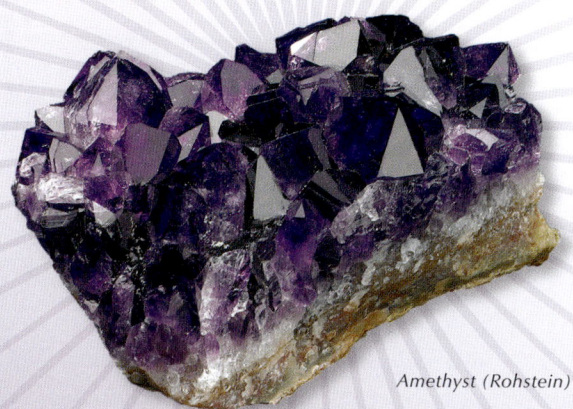

Amethyst (Rohstein)

Spirituelle Anwendungen

Traditionell als Heil-Mittel verehrt, gilt der Amethyst als Basis-Heilstein wegen seiner Fähigkeit, Zugänge zu höheren spirituellen Ebenen zu schaffen; oft wird er zur Stimulierung des »Dritten Auges« *(s. Seite 64f.)* eingesetzt. Als Schmuck von Diademen und Königskronen symbolisiert er die spirituelle Macht ihrer Träger. Sein lebendiges Hell- bis Dunkellila wirkt beruhigend und klärend auf den Geist, fördert die seelische Wahrnehmung sowie die Aufnahmefähigkeit für Heilenergien. Während einer Heilsitzung zwischen die Augenbrauen gelegt, befreit er den Geist von Alltagsbelastungen und eröffnet neue Ebenen der Selbstwahrnehmung. Das kann zu einem neuen Verständnis der eigenen Ziele und zu positiven Lebensveränderungen führen.

Sodalith

Seines hohen Natriumgehalts (engl. *Sodium*) wegen »Sodalith« genannt; Gerüstsilikat, mittel- bis dunkelblau mit weißen und heller blauen Einschlüssen bzw. Bändern. Diese horizontal geschichteten Bänder zeigen den Aufbau des Steins. Klassifiziert ist er als Eruptivgestein, d. h. aus geschmolzener Lava entstanden, die sich ihren Weg in geologische Hohlräume gebahnt hat. Die Vorkommen liegen oft in der Nähe aktiver Vulkane, wie etwa beim Vesuv in Süditalien. Die Ägypter verzierten ihren Goldschmuck alternierend mit Sodalith und dem heller blauen Lapis, um die Himmel zu symbolisieren. Polierter Sodalith hat eine weiche, seidige Textur und ist ein »Leichtgewicht«.

Körperliche Wirkungen

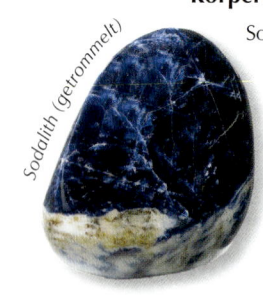

Sodalith (getrommelt)

Sodalith schützt Hals, Kehlkopf, Stimme und Stimmbänder – der ideale Begleiter für Lehrer, Sänger und hauptberufliche Redner. Er beugt Infektionen vor und stärkt das Immunsystem. Er bringt den Stoffwechsel ins Gleichgewicht, unter das Kopfkissen gelegt verhilft er zu rascher Genesung etwa bei Grippe oder Erkältungen. Sein lebhaftes Blau und die kühlende Schwingungsenergie kann den Blutdruck regulieren und senken, ebenso wie kaltes Fieber.

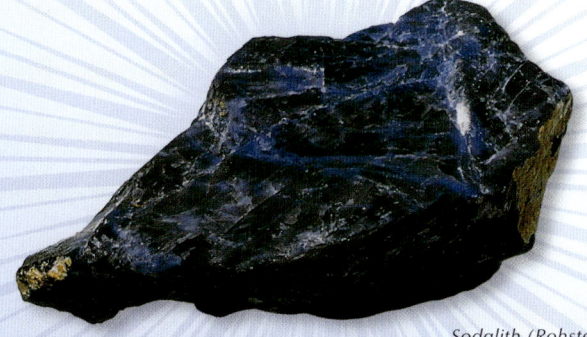

Sodalith (Rohstein)

Spirituelle Anwendungen

Sodalith kann den Geist von Emotionen befreien, die dem klaren Denken im Weg stehen, wie Ärger, Widersprüchlichkeit, Groll oder Frustration. Der Stein fördert die mentale Klarheit, Friedfertigkeit und Entschlusskraft. Auf den Kehlkopf gelegt, ermutigt er zu klarer, von Negativität ungetrübter Kommunikation. Er verbindet Körper und Seele, verstärkt die spirituellen Aspekte des Selbst wie auch die Intuition. In der Meditation eröffnet er neue Blickwinkel und Lösungsmöglichkeiten für sich endlos zu wiederholen scheinende Situationen und Probleme. Sodalith verstärkt das Bewusstsein persönlicher Integrität, von Lebenszielen und -plänen – zudem hilft er, sich anderen zu erklären.

Aventurin

Trigonaler Quarzkristall, ein so genannter Mikrokristall, dessen Struktur an zusammengepresste winzige Zuckerkristalle erinnert; meist in sanftem Grün, opak bis durchschimmernd, Einlagerungen von *Fuchsit* lassen ihn glitzern, dunklere Bänder verleihen ihm Tiefe. Die bekanntesten Vorkommen liegen in Indien, manche sind derart reich, dass man große Aventurin-Tafeln daraus gewinnen kann. Der Stein wird zu Statuetten, Kassetten oder Schmuck verarbeitet, man begegnet ihm aber auch als Einlage in Marmorfußböden und Säulen.

Körperliche Wirkungen

Aventurin beruhigt das Herz und regt den Stoffwechsel an, verteilt das Gefühl physischer und emotionaler Lebendigkeit im ganzen Körper. Er fördert die Zellerneuerung, insbesondere nach Unfällen und bei physischen Traumata. Zudem

Aventurin (getrommelt)

stärkt er die körperliche Energie, vermittelt den Wunsch nach Wachstum und Stärke für einen Neubeginn im Leben. Ein ringsum sanfter, beruhigender Stein, besonders gut für Kinder geeignet: Ein Aventurin unter dem Kopfkissen wirkt gegen Schlafstörungen wie auch beschleunigend bei der Genesung von Kinderkrankheiten. Größere Stücke in Wohnbereich oder Büro verteilt, sorgen für emotionale Ruhe.

Spirituelle Anwendungen

Aventurin ist mit dem Energiezentrum in der Brustbeinregion verbunden, dem Herzchakra *(s. Seite 60f.)*, das durch Gefühle wie Liebe positiv beeinflusst, jedoch auch von Empfindungen wie Einsamkeit oder Traurigkeit erschöpft werden kann. Ein Aventurin auf das Herzchakra gelegt oder dort getragen, löst das Negative, spendet die Wärme von Liebe und Geborgenheit. Er hilft dabei, Vergangenes loszulassen, vermittelt eine optimistische Lebenseinstellung und stärkt die Selbstbestimmung. Seine grüne Farbe erinnert an die Natur, den ewigen Kreislauf von Werden und Vergehen im Pflanzenreich.

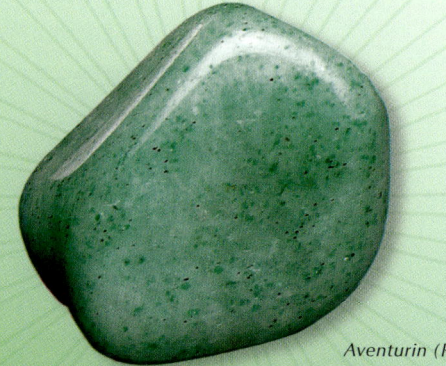

Aventurin (Rohstein)

Tigerauge

Trigonales, faseriges Quarzaggregat aus *Silizium-Dioxid* mit darin eingebetteten lichtreflektierenden *Crocidolit*-Bändern. Goldbraun schimmernd mit »Lichtspielen«. Der reizvolle Effekt wird durch Schleifen und Polieren noch verstärkt, daher auch der Name ›Tigerauge‹. Bereits seit Tausenden Jahren ein überaus beliebter Heil- und Schutzstein, im Mittelalter galt er als Abwehr gegen den bösen Blick. Antiker Schmuck mit Tigeraugenbesatz wurde vor allem im Mittleren Osten und in Ägypten gefunden. Qualitätvolle Steine stammen heute häufig aus Südafrika und den USA.

Körperliche Wirkungen

Tigerauge (getrommelt)

Das Tigerauge wirkt als Energielieferant auf das innere System, hilft beim Aufbau von Lebenskraft und Stärke, fördert Konzentrationsfähigkeit und Ausdauer, bremst jedoch zugleich überfließende Körperenergie. Von jeher gilt er als zuständig für die Funktion der Augen, für das Sehen, auch spirituell sorgt er für klaren Durchblick. Er lindert Kopfschmerzen und Migräne. Der Stein stärkt Kreislauf und Nervensystem, löst Stress und Spannungen (Krämpfe) vor allem im Unterbauch. Das Tigerauge dämpft Gefühle wie Furcht oder nervöse Unruhe, was ihn zu einem idealen Verbündeten in Prüfungen oder anderen Herausforderungen des Lebens werden lässt.

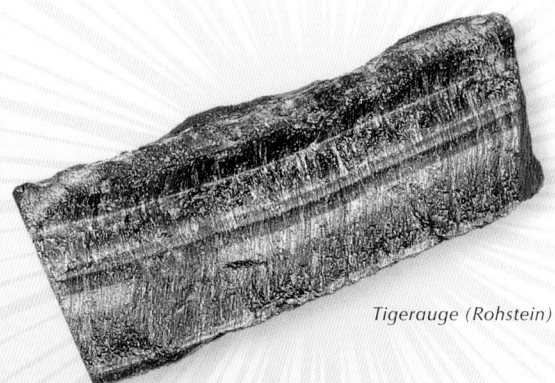

Tigerauge (Rohstein)

Spirituelle Anwendungen

Die alternierenden goldenen und braunen Bänder des Tigerauges symbolisieren die Erdgebundenheit der Sonnenenergie. Der Stein hilft bei der Integration spiritueller Eingebungen in die Praxis des Alltagslebens. Das bedeutet, Geist und Körper müssen im Gleichklang sein, ebenso Ideen und Handlungen. Der Buddhismus hat das auf den Punkt gebracht: »Vor der Erleuchtung hacke Holz und trage Wasser; nach der Erleuchtung hacke Holz und trage Wasser.« In der Meditation kann die kreative Inspiration zu einem realistischen Plan für ein neues Vorhaben oder eine ganz neue Lebensrichtung werden.

Karneol

Auch dieser Stein gehört zu den fasrig gewachsenen trigonalen Quarzen aus *Silizium-Dioxid*-Mikrokristallen und in die Familie der Chalcedone. Seine Farbe verdankt er *Eisen*-Einschlüssen, sie reicht von Apricot über ein tiefes Orange bis zu Braun und kann in allen Zwischentönen variieren, manche Steine zeigen hellere Bänder. Fundorte liegen in Indien, Uruguay und Brasilien. Karneole erscheinen in dicken Brocken oder Blöcken, häufig werden große Kugeln daraus geschnitten und poliert, um die Intensität ihrer Farbe zu betonen. Schon im Altertum standen Perlen, Gemmen und andere Karneol-Schmuckstücke hoch im Kurs.

Körperliche Wirkungen

Karneol gilt als »Tröster« – am Körper getragen, spendet er eine warme, nährende Energie; er regt die Durchblutung an, baut Energie auf und stimuliert die Libido. Er lindert die Symptome von physischem Stress, wie Engegefühl in der Brust und Kurzatmigkeit, er gleicht Emotionen wie Zorn, Beunruhigung und Angst aus. Der Karneol beschleunigt die Heilung von Verletzungen, auch nach Unfällen, und von physischen Traumata; dazu sollte man einen Stein unter sein Kopfkissen oder ins Badewasser legen.

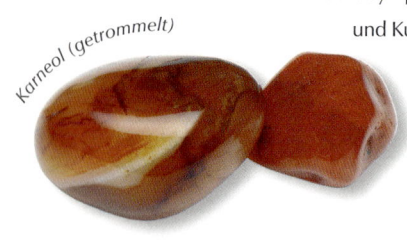

Karneol (getrommelt)

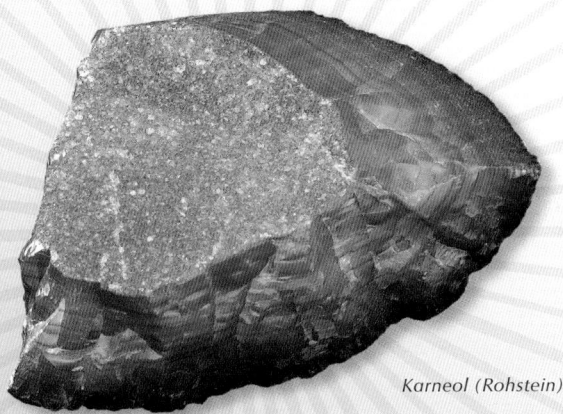

Karneol (Rohstein)

Sprituelle Anwendungen

Im Mittelalter galt der Karneol als guter Schutz gegen negative Einflüsse, deshalb trug man ihn gern als Amulett oder Ringstein. Heute wird er angewendet, um das Herz zu stärken und sich für Herausforderungen zu motivieren, um als Individuum sinnvolle Entscheidungen zu treffen. Der Stein lindert emotionale Anspannung und Stress, er bringt Frieden und Wärme über Körper und Geist. Er hilft, Verständnis und Mitgefühl an die Stelle alten Zorns, von Neid und Groll zu setzen. Tragen Sie ihn oder meditieren Sie damit, um Ihre Wahrnehmung zu klären und sich anderen Menschen besser öffnen zu können.

Roter Jaspis

Auch der Jaspis ist ein trigonaler mikrokristalliner Quarz *(Silizium-Dioxid)*, **opak und von hoher Farbdichte. Jaspis kommt in verschiedenen Farbstellungen vor: rot, gelb, grün, blau, purpurfarben und braun. Diese Farben werden von eingelagerten Fremdstoffen bestimmt, das intensive Ziegelrot etwa rührt von** *Eisenoxid* **her. (Roter) Jaspis war schon in der Antike beliebt, Griechen und Römer trugen Jaspisgemmen mit eingeschnittenen Darstellungen von Gottheiten als Schmucksteine an Ketten und in Siegelringen. Von Sammlern wird er auch heute hoch geschätzt, qualitätvolle Stücke stammen aus Brasilien und Indien.**

Körperliche Wirkungen

Roter Jaspis sorgt für Energieschübe im Körper, bringt Erholung bei physischer Erschöpfung, erhöht ein niedriges Energieniveau und wirkt einem Mangel an Lebenskraft entgegen. Ins Badewasser gelegt, fördert er die Rekonvaleszenz *(s. Seite 40f.)*. Er durchwärmt, regt den Blutkreislauf an und verhilft zu körperlicher Stärke. Als Schmuck- oder Trommelstein am Körper getragen, ist er auch als Aura-Schutzschild sehr mächtig; dieses Energiefeld um den menschlichen Körper kann durch negative äußere Einflüsse wie Lärm, Umweltgifte und Elektrosmog stark beeinträchtigt werden.

Roter Jaspis (getrommelt)

Spirituelle Anwendungen

Roter Jaspis eignet sich hervorragend zum Meditieren, wenn man gerade am Beginn eines neuen Projekts steht. Er verhilft zu der für die Umsetzung der Ideen notwendigen Energie, verstärkt die Freude an neuen Erfahrungen, die Lebenslust und den Enthusiasmus, der Sie vorwärts bringt. Roter Jaspis wird seiner stark erdenden Wirkung wegen in Heilsitzungen *(s. Seiten 32–37)* häufig zwischen den Füßen des Behandelten platziert, um den Körper zu verankern. Gegen das Gefühl der Instabilität oder gar des »Außer-sich-Seins« greifen Sie zum Roten Jaspis und halten Sie ihn in der Hand – er wird Sie »auf den Boden« zurück und wieder in Ihre Mitte bringen.

Roter Jaspis (Rohstein)

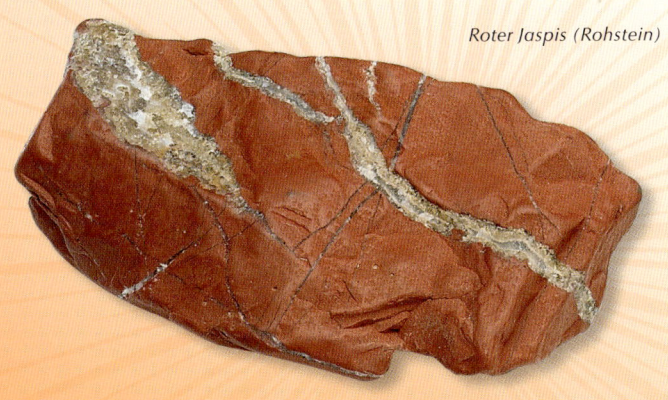

Legemuster

Nach der Beschäftigung mit den sieben Basis-Heilsteinen selbst, kommen wir jetzt zu ihren Anwendungsmöglichkeiten. Die Steinheilkunde bedient sich u. a. der ›Legemuster‹ – hierbei werden Heilsteine in bestimmter Weise auf dem oder um den Körper des Klienten arrangiert. Sie bauen ein Energiefeld auf, in dem die betreffende Person etwa 15 Minuten lang ruhig liegen bleibt – eine Art »Energiebad« für Körper und Geist.

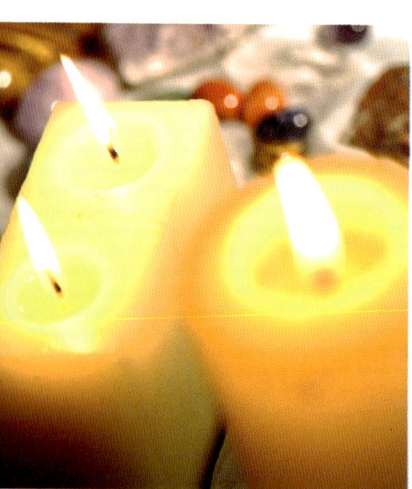

Ein Muster auslegen

Sorgen Sie zunächst für eine saubere Umgebung; Kerzen schaffen eine friedvolle Atmosphäre. Breiten Sie eine weiche Decke auf den Boden aus, mit einem Kissen am Kopfende, und bitten Sie Ihre(n) Freund(in), eine bequeme Liegeposition auf dem Rücken einzunehmen. Decken Sie ihn/sie zu. Wählen Sie dann die Steine für die Behandlung und legen Sie sie aus. Vielleicht untermalen Sie die Sitzung mit sanfter Musik; während Freund(in) sich entspannt, setzen Sie sich still dazu. Bitte nicht sprechen! Es handelt sich um eine subtile Heilweise, bei der es darauf ankommt, ganz ruhig im Energiefeld der Steine liegen zu bleiben.

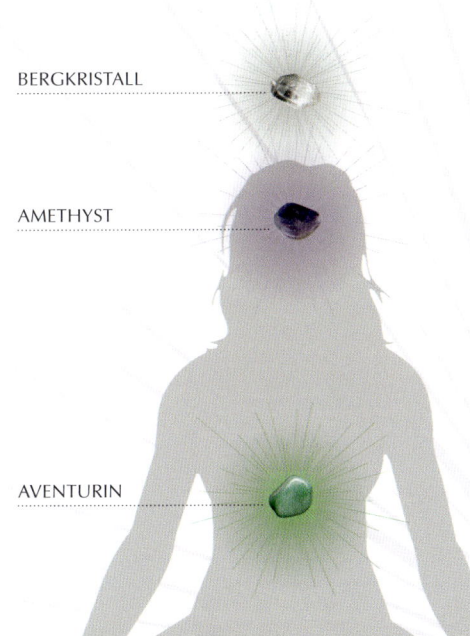

BERGKRISTALL

AMETHYST

AVENTURIN

Ein erstes einfaches Legemuster

Es hilft allen Menschen mit emotionalem Stress und/oder Konflikten zwischen Herz und Verstand. Man braucht dazu Bergkristall, Amethyst und Aventurin – drei Heilsteine, um Geist und Emotionen in Einklang zu bringen. Legen Sie den Bergkristall eine Handbreit oberhalb der Scheitelmitte auf den Boden, den Amethyst sanft auf die Stirnmitte und den Aventurin auf die Brustmitte oberhalb des Brustbeins. Entfernen Sie die Steine nach etwa 15 Minuten, bieten Sie der/m Behandelten ein Glas Wasser an und sprechen Sie über Ihrer beider Empfindungen während der Sitzung.

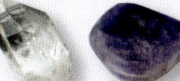
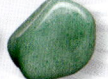

Einfache Legemuster

Auf den Seiten 32–37 beschreibe ich drei verschiedene Legemuster: ›Erdend‹, ›Aufbauend‹ und ›Ausdehnend‹. Da die energetischen Zustände sich stetig wandeln, müssen wir die Hilfsmittel unserem jeweiligen Gefühlsstatus anpassen.

Das ›erdende‹ Legemuster

stabilisiert und kann jemanden »in seinen Körper« zurückbringen. Es ist gut bei physischer Erschöpfung und Bedarf an Regeneration. ›Erden‹ hilft auch Menschen, die sich zerstreut oder unkonzentriert fühlen, ihre Mitte wiederzufinden.

Das ›aufbauende‹ Legemuster

entfaltet seine Wirkung im Energiezentrum um den Solarplexus, direkt unterhalb des Brustkorb-Bogens. Für emotional gestresste und verkrampfte Menschen gedacht, ruft es die Empfindung von Entschlossenheit und Stärke hervor.

Das ›ausdehnende‹ Legemuster

fördert das spirituelle Bewusstsein und die seelische Wahrnehmung. Es richtet sich an Menschen, die in alten Wiederholungs-Mustern stecken oder in anderem Stress. Die meisten müssen jedoch zuerst die beiden anderen Legemuster »absolvieren«, um ein stabiles Fundament für die gewaltige ›Ausdehnungs‹-Energie zu errichten.

Der Reihe nach praktiziert, erschaffen die drei Legemuster einen sechsza-
ckigen energetischen Stern – uraltes Symbol für ein Menschenwesen, dessen Körper, Geist und Seele im Einklang sind. Die Wahl des Legemusters ist sehr sorgfältig zu treffen: Es hängt allein von der Gefühlssituation des zu Behandelnden ab.

Heilstein-Behandlungen
brauchen immer zwei Personen:
Eine gibt, die andere empfängt.
So können nach der Behandlung die verschiedenen Eindrü-
cke ausgetauscht bzw. geteilt
werden. Möchten Sie lieber al-
leine mit Ihren Steinen arbeiten,
sollten Sie am besten mit jeweils
nur einem Stein meditieren.

AUSDEHNEND
Seelenzentrierte Energie

AUFBAUEND
Körperzentrierte Energie

ERDEND
Erdzentrierte Energie

›Erdend‹

Wann sind Sie zum letzten Mal barfuß gegangen? Vielleicht im Sommer – da liefen Sie über eine grüne Wiese und spürten das Gras unter Ihren Füßen, oder im Urlaub, als Sie Ihre Zehen in den sonnenwarmen, feinkörnigen Sand gesteckt haben. Diese Empfindungen sind in Ihrer Erinnerung gespeichert – kostbare Momente, in denen Ihre Füße unmittelbaren Kontakt zur Erde hatten. Und genau das ist ›Erdung‹, ein Gefühl tiefer Verbundenheit mit unserem Planeten. Sich zu erden, hilft Menschen, die als »Kopffüßler« unterwegs sind und solchen, die ihre Mitte verloren haben.

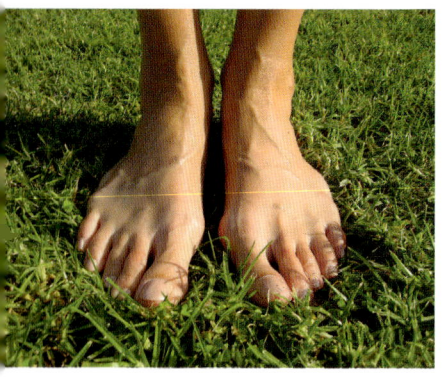

Sich mit der Erde verbinden

Genau wie das Barfußlaufen bringt uns auch das Liegen auf dem Boden in Kontakt mit der Erde, es schafft die Verbindung zwischen uns und unserer Umwelt. Beim erdenden Legemuster wirken die um den Körper verteilten Heilsteine wie eine »Energiespritze«, die den Körper erfrischt und erneuert. Diese Behandlung wird Ihnen besonders dann wohltun, wenn Sie sich müde und ausgelaugt fühlen.

Das Muster auslegen

Bereiten Sie einen »Heilplatz« vor *(s. Seite 28f.)*. Platzieren Sie den Bergkristall direkt oberhalb des Scheitels, den Karneol auf dem Unterbauch und den Roten Jaspis zwischen den Füßen der jeweiligen Person. Lassen Sie 10–15 Minuten verstreichen, trinken Sie beide ein Glas Wasser und tauschen Sie sich über Ihre Empfindungen aus.

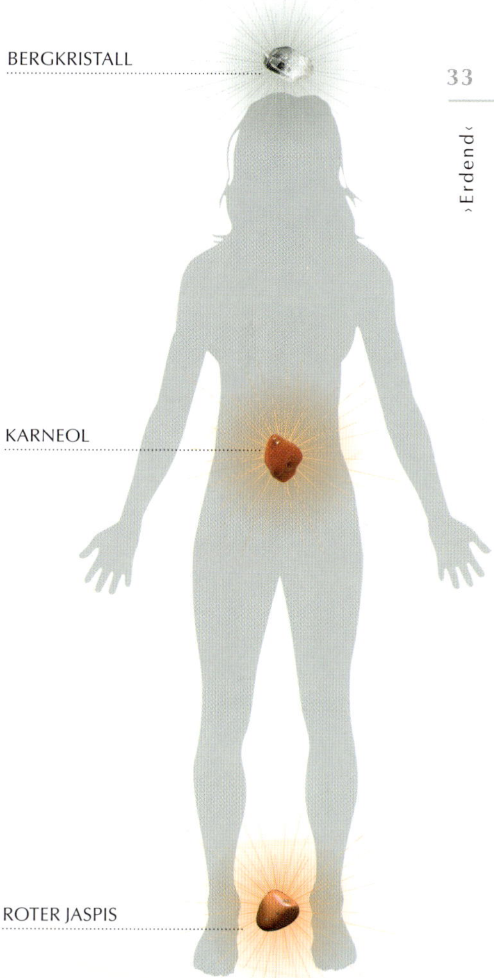

BERGKRISTALL

KARNEOL

ROTER JASPIS

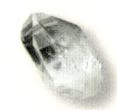 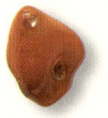 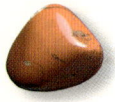

›Aufbauend‹

Stellen Sie sich einen Kunstspringer vor – auf einem hohen Turm, kurz vor seinem Sprung. Unmittelbar bevor er sich vom Brett löst, spannt er alle seine Muskeln an, macht sich bereit zum Abschnellen, das ihn in die Sprungbewegung katapultiert. Dieser Augenblick der Energiekonzentration im Körperzentrum und in allen Muskeln, ist ein Beispiel für ›aufbauende‹ Energie. Es ist der Moment vor der Ausdehnung, die Pause vor dem nächsten Atemzug.

Wachstum fördern

Die aufbauende Energie konzentriert sich im Solarplexus, der Region in der Rumpfmitte direkt unterhalb des Brustkorbs. Mentaler Stress, Aggressionen und dauernde innere Alarmbereitschaft ziehen hier die Energie ab. Die Stein-Behandlung wirkt erneuernd und revitalisierend, spendet reichlich Wachstumsenergie und »Lebenskraftstoff«.

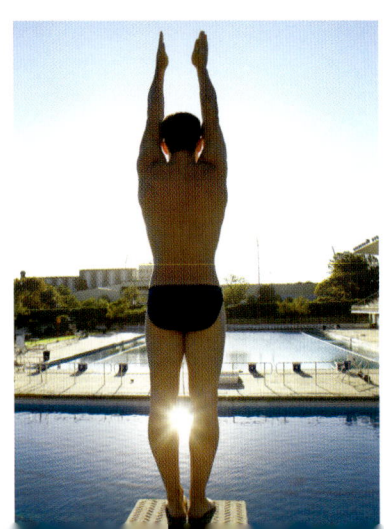

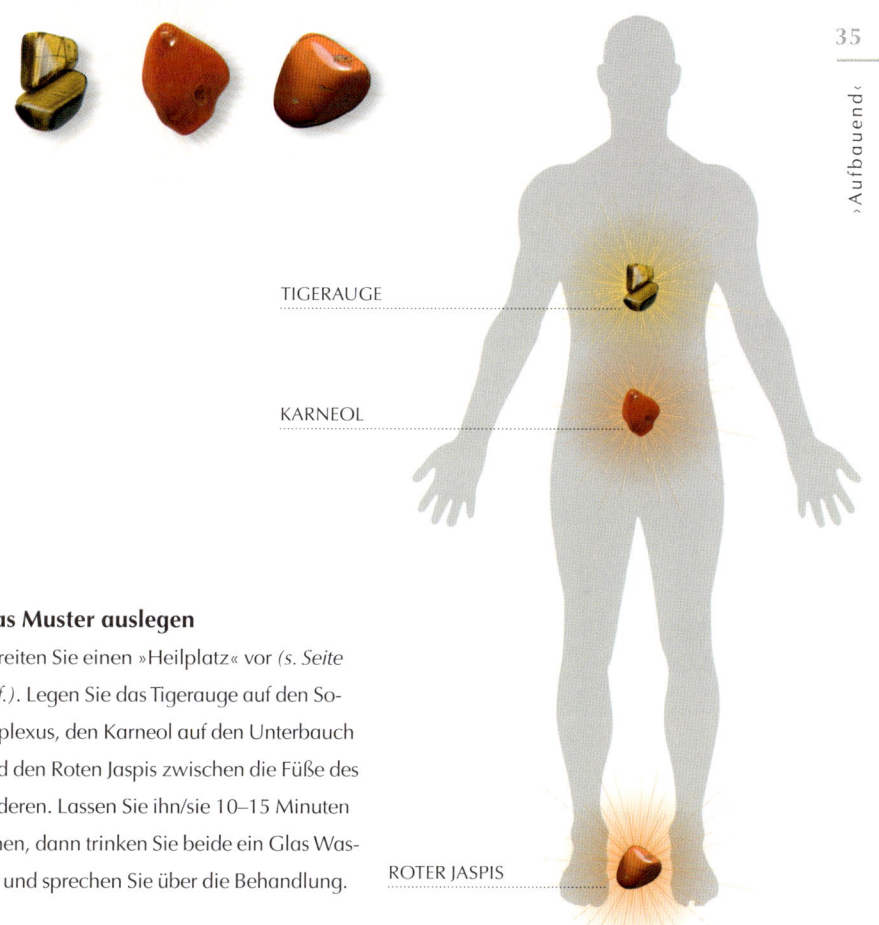

TIGERAUGE

KARNEOL

ROTER JASPIS

Das Muster auslegen

Bereiten Sie einen »Heilplatz« vor *(s. Seite 28f.)*. Legen Sie das Tigerauge auf den Solarplexus, den Karneol auf den Unterbauch und den Roten Jaspis zwischen die Füße des anderen. Lassen Sie ihn/sie 10–15 Minuten ruhen, dann trinken Sie beide ein Glas Wasser und sprechen Sie über die Behandlung.

›Ausdehnend‹

Gehen Sie beim nächsten Vollmond aus dem Haus und beobachten Sie, wie er am Nachthimmel zwischen den Sternen dahintreibt. Werden Sie sich der Weite des Raums bewusst und der Zeit, der vielen Jahre, die das Sternenlicht benötigt, um uns zu erreichen. Lassen Sie Ihren Verstand ausruhen. Sie werden sich von tiefem Frieden umfangen fühlen, die Unendlichkeit spüren, obwohl Sie sie nicht sehen können. Dieses Gefühl grenzenloser Weite jenseits Ihrer selbst, mit der Sie sich verbinden können, ist die Energie der ›Ausdehnung‹.

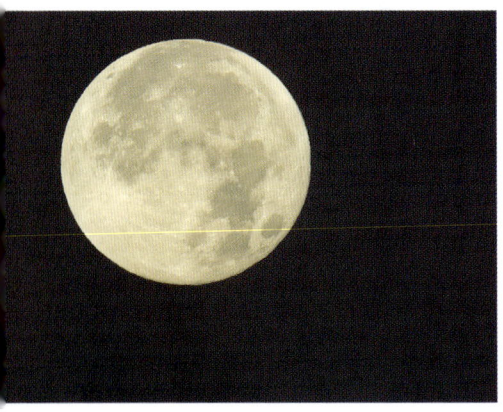

Jenseits des Selbst

Die Energie der Ausdehnung lässt Sie erfahren, was ›Geist‹ *(spirit)* wirklich bedeutet und spirituellen Kontakt mit Ihrer Umgebung aufnehmen. Die Heilsteine, über dem Kopf, auf Stirn und Kehle platziert, erhöhen Ihre Schwingung. Doch muss man gut geerdet und zentriert sein, bevor man sich auf diese höhere Ebene begibt, um seine innere Sicherheit und Balance nicht zu verlieren. Führen Sie daher zuerst die beiden anderen Behandlungen durch.

Das Muster auslegen

Bereiten Sie einen »Heilplatz« vor
(s. Seite 28 f.). Platzieren Sie den Bergkristall direkt oberhalb des Scheitels, den
Amethyst zwischen den Augenbrauen,
den Sodalith auf dem Kehlkopf und den
Roten Jaspis zwischen den Füßen der jeweiligen Person. Lassen Sie 10–15 Minuten still verstreichen, trinken Sie beide
ein Glas Wasser und tauschen Sie sich
über Ihre Empfindungen und die Wirkung der Behandlung aus.

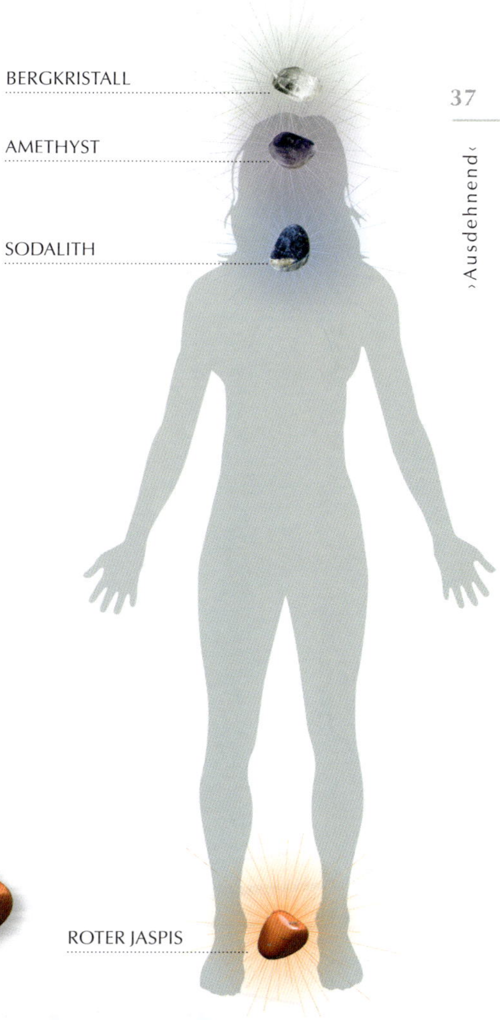

BERGKRISTALL

AMETHYST

SODALITH

ROTER JASPIS

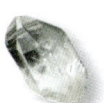
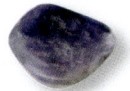

Edelsteinwasser und Elixiere

Die Heilwirkung von Steinen lässt sich besonders einfach durch Edelsteinwasser vermitteln. Wasser ist eine einzigartige Substanz, es nimmt die spezifischen Schwingungen eines Kristalls in sich auf, hält sie und überträgt sie dann auf den Körper dessen, der davon trinkt. Schon im Mittelalter galt der Genuss von Edelsteinwasser und -wein als gesundheitsfördernd. Am Ende der Absätze sind einige der jeweils am besten geeigneten Kristalle mit ihren Wirkungen beschrieben.

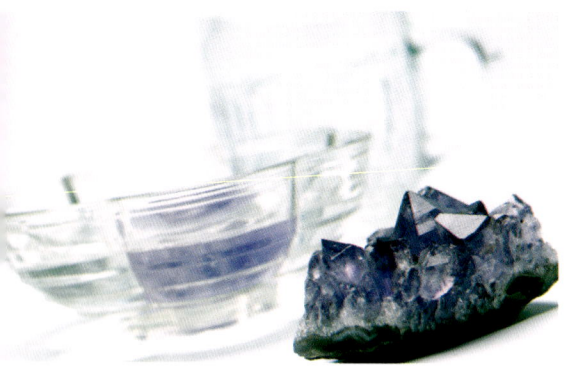

Edelsteinwasser

Füllen Sie einen sauberen Glaskrug mit reinem Quellwasser. Legen Sie einen gereinigten Heilstein hinein und stellen Sie den Krug auf einen möglichst hellen (am besten sonnigen) Platz am Fenster. Licht fördert die Übertragung der Schwingungsenergie auf das Wasser. Lassen Sie das Wasser mindestens eine Stunde dort stehen, bevor Sie davon trinken. Sie können immer wieder Wasser nachfüllen, doch lassen Sie ihm eine Weile Zeit, um sich zu energetisieren. Trinken Sie das Wasser noch am selben Tag. – Bergkristall wirkt entgiftend und erfrischend, Rosenquarz ausgleichend und entspannend auf Körper und Geist, während Sodalith die Emotionen besänftigt. Vertrauen Sie bei der Wahl des Steins auf Ihren Instinkt.

Edelsteinelixiere

Heilsteinessenzen, so genannte *Elixiere,* halten sich bei entsprechender Aufbewahrung bis zu zwei Jahre. Legen Sie einen gereinigten Stein in eine mit Quellwasser gefüllte Glasschüssel. Stellen Sie diese für mindestens eine Stunde in starkes Sonnenlicht. Füllen Sie dann eine Dunkelglas-Flasche mit luftdichtem Verschluss zur Hälfte mit dieser ›Mutteressenz‹ und gießen Sie mit derselben Menge an Weinbrand (50%ig) auf. Vermischen Sie beide Substanzen durch Schütteln. Stellen Sie die Flasche anschließend für etwa eine Woche an einen kühlen, dunklen Ort. Gelegentlich aufschütteln. Einnahme: Je einen halben TL auf ein Glas Wasser, schlückchenweise trinken.

Hierfür gut geeignet sind Amethyst (geistige Klarheit, Ruhe), Roter Jaspis (körperliche Energie), Aventurin (Entspannung, innerer Friede), Bergkristall (Kreativität, Inspiration). Wenn Ihre Essenz mehr als eine Heilwirkung haben soll, können Sie auch Steine kombinieren, etwa Bergkristall mit Amethyst für Klarheit *und* Entspannung.

WARNUNG

Mit sämtlichen in Ihrem Set enthaltenen Edelsteinen können Sie gefahrlos Heilwasser und -elixiere herstellen. Bei allen anderen Steinen klären Sie bitte vorher mit einem Steinheilkundigen, ob diese etwa hochgiftige Substanzen wie Arsen, Blei oder Quecksilber enthalten.

Edelsteine im Bad

Beim Bad im Meer kreiert die Kombination aus Wasser, Sonnenlicht und Mineralien das ideale Umfeld: Sie schwimmen förmlich in Kristallenergie! Wenn Sie dem Ozean entsteigen, fühlen Sie sich erfrischt und energetisch neu aufgeladen, denn Licht, Wasser und Mineralien wirken zusammen.

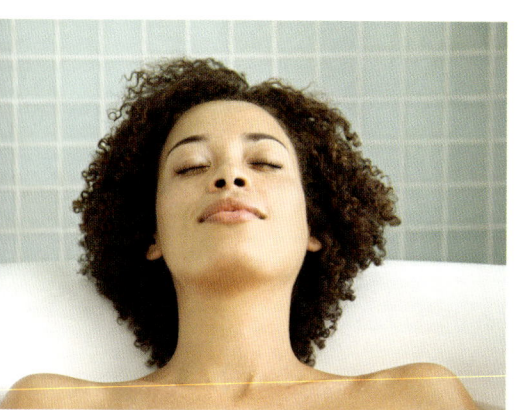

Heilsteinbäder

Manche Effekte eines Meerwasserbades lassen sich mit Heilsteinen auch in der häuslichen Badewanne erzielen. Die Wirkungen lassen sich durch Hinzufügen einer Tasse Himalaya- oder Totes-Meer-Salz noch steigern, zudem »verpasst« das Salz Ihrer Haut eine Tiefenreinigung. Wählen Sie einen oder mehrere Ihrer Lieblingssteine aus – entweder gezielt nach deren Eigenschaften oder nach Ihrer Farb-Stimmung. (Sehr gut für hyperaktive Kinder und Erwachsene, um Ärger und Irritationen zu besänftigen.) Legen Sie die Steine ins Badewasser, bevor Sie hineinsteigen und bleiben Sie mindestens 30 Minuten entspannt darin liegen. Achten Sie bei der Wahl Ihrer Bade-Steine auf scharfe Kanten – sie wirken ungemütlich!

Ihre Basis-Heilsteine und die Entfaltung von deren Wirkungen bei der Anwendung in Bädern:

DIE BASIS-HEILSTEINE UND IHRE WIRKUNGEN

Bergkristall – erfrischend & reinigend für Körper und Geist

Amethyst – besänftigend & beruhigend, verhilft zu gesundem Schlaf

Sodalith – entspannend, gut für den inneren Frieden

Aventurin – beruhigend, fördert die emotionale Gesundung

Tigerauge – kräftigend für Geist und Körper

Karneol – wärmend & schützend, für Tiefenentspannung

Roter Jaspis – Energiespender für den physischen Körper

Auch der Rosenquarz eignet sich vorzüglich für Heilbäder, mit seiner besänftigenden und beruhigenden Wirkung sorgt er für inneren Frieden und Entspannung; hyperaktiven Kindern und Erwachsenen hilft er, Ärger und Irritationen »herunterzufahren«.

Edelsteinbäder sollten Sie abends nehmen, vor allem, wenn Sie Steine mit entspannender und schlaffördernder Wirkung gewählt haben. Ein oder zwei Tropfen ätherisches Öl (aus einer Pflanze) harmonieren gut mit den Kristallenergien, da Pflanzen in der stark mineralhaltigen Erde wachsen.

Edelsteine im und ums Haus

Haben Sie erst einmal mit dem Sammeln begonnen, werden Sie sich an der Schönheit Ihrer Steine kaum mehr satt sehen können. Die Farben bringen jede Umgebung zum Leuchten und neben ihrer dekorativen Wirkung entfalten sie auch eine energetische, die jedes Raumklima verbessert. Lassen Sie sich beim Verteilen der Steine von Ihrer Intuition leiten.

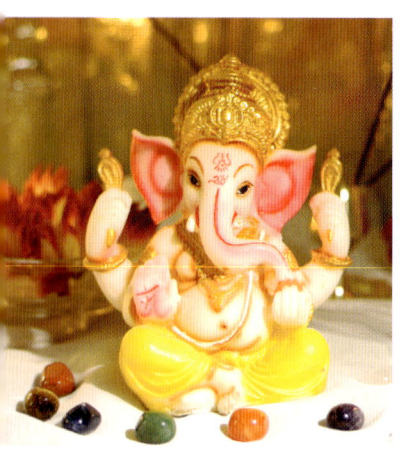

Altäre und heilige Orte

In Japan und Indien hat jedes Haus einen eigenen Platz oder Altar für Gegenstände der Verehrung, Kerzen und Blumen – alles täglich neu arrangiert. Diese Praxis erzeugt die Energie von Klarheit und Frieden im Haus und trägt der Gläubigkeit seiner Bewohner Rechnung. Ein Altar oder heiliger Ort lässt sich leicht errichten: Bedecken Sie ein Tischchen mit einem schönen Tuch, stellen Sie eine blumengefüllte Vase und einen Kerzenleuchter darauf. Die brennende Kerze wie auch der Duft von Räucherstäbchen schaffen eine wundervolle Meditations-Atmosphäre, zusätzlich aufgelegte Steine liefern Energie und Farbigkeit.

Edelsteine im Garten

Da Kristalle aus der Erde stammen, machen sie sich im Garten besonders gut, vielleicht in einem Brunnen oder einem Wasserspiel, das sie in der Sonne funkeln lässt und ihre Farben lebhaft reflektiert. Aus kleineren Steinen lassen sich zauberhafte Mosaike legen oder Mobiles gestalten, die, in Bäumen und Sträuchern aufgehängt, mit ihren facettierten und polierten Oberflächen das Licht einfangen.

Der Umgang mit großen Steinen

Neben den kleinen Trommelsteinen und Spitzen bietet der Handel natürlich auch größere Stücke an: Rohsteine, Drusen und Stufen, geschnittene und polierte Formen wie Kugeln und Pyramiden. Ein großer Stein muss zu seiner vollständigen Reinigung von allen Fremdenergien mindestens zwei Tage lang in Wasser eingelegt und anschließend mit einem weichen, sauberen Tuch gründlich abgetrocknet werden. Erst dann sollten Sie ihn an den gewünschten Standort bringen. Diesen wählen Sie bitte sorgfältig aus, lassen Sie sich Zeit damit: Schlafzimmer sind wegen der hohen Schwingungsenergie großer Steine wenig geeignet, Wohnzimmer, Wintergärten und Büroräume eine weit bessere Wahl. Doch bedenken Sie bitte auch die unterschiedlichen Eigenschaften und Wirkungen der einzelnen Steine: Rosenquarz ist eher zurückhaltend, Rauchquarz hingegen ein machtvolles Instrument zur Reinigung des Umfeldes, Bergkristall fungiert als Energielieferant.

Bergkristall (Rohstein)

Steine als Schmuck

Edelsteine sind auch ihrer dekorativen Wirkung wegen schon seit Jahrtausenden beliebt und begehrt. Sie zierten Kronen, Kopfputz und Ritualgewänder von Kaisern und Königen, Pharaonen und Priestern: Schmuck und zugleich voll magischer Energie, die von den Steinen auf ihre Träger übergehen sollte. Symbole der Macht, deren Besitz lange Zeit den Angehörigen von Adel und Kirche vorbehalten war.

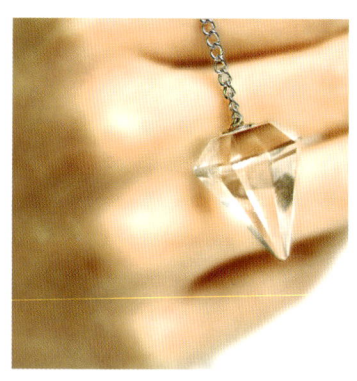

Auswahl und Pflege von Schmucksteinen

Berücksichtigen Sie bei einem Schmuckstein auch dessen Wirkung. Etwa so: Sie lieben Grün und Ihre Emotionen kochen leicht über – dann liegen Sie mit einem auf dem Herzchakra getragenen Aventurin-Anhänger richtig. Da Kristalle negative Strahlung aufnehmen, sollten Sie sie häufig, am besten über Nacht, in Quellwasser reinigen. Doch Vorsicht: Manche »weichen« Steine, wie Smaragde oder Opale, vertragen kein Wasser, reinigen Sie diese mit Rauch, Salz, Bergkristall oder Karneol; ziehen Sie die Steinbeschreibung und den Händler zu Rate. Geschenkten Schmuck sollten Sie ebenfalls vor dem ersten Tragen von Fremdenergien befreien und mit Ihrer eigenen Schwingung aufladen.

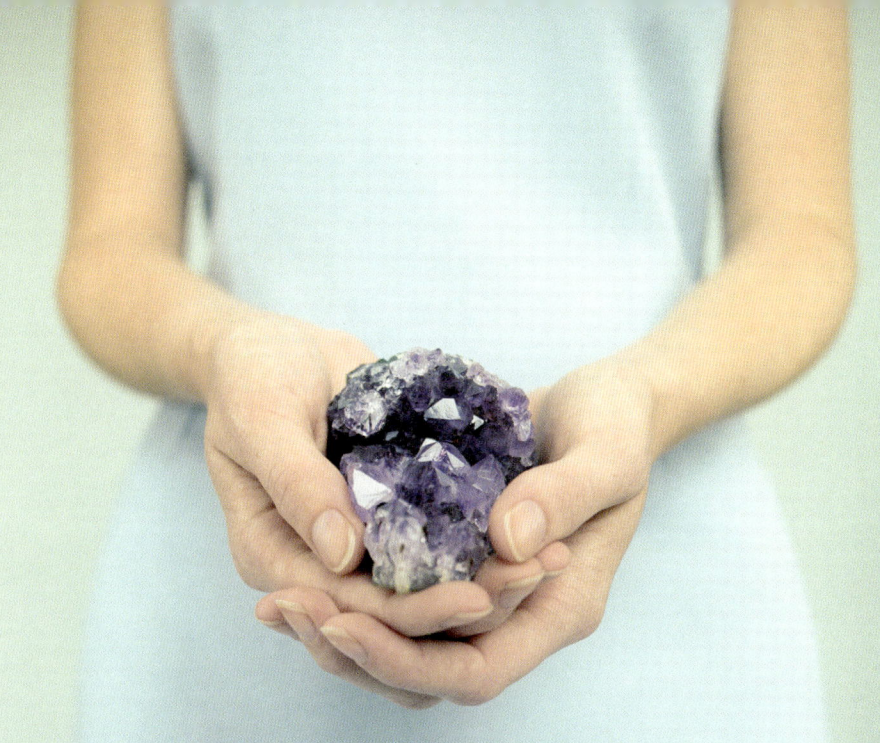

Den Körper heilen:
Chakras und Steine

Den Körper heilen

In diesem Kapitel werde ich mich den Chakras zuwenden und Ihnen darlegen, wie Sie die Heilwirkung von Steinen durch die Verbindung mit diesen Energiezentren des Körpers noch erhöhen können. ›Heilen‹ leitet sich her vom Germanischen *haila*, dem Wort für ›ganz, gesund‹ oder auch ›heilig‹. Daraus kann man schließen, dass ›geheilt werden‹ heißt, in den Zustand der Ganzheit zurückversetzt zu werden, wie auch, sich mit etwas Heiligem zu verbinden.

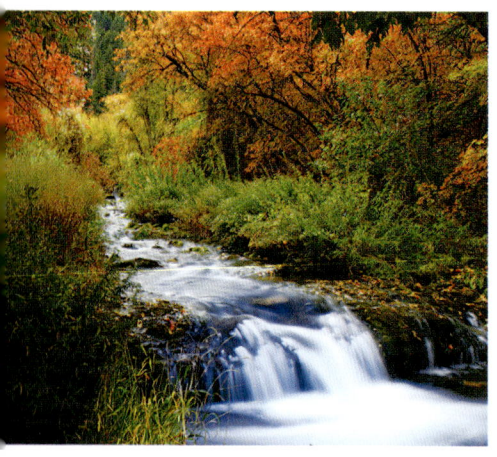

Ganzheit anstreben

›Ganzheit‹ lässt sich nicht erzwingen, messen oder berechnen. Sie ist eine Empfindung: Das Gefühl, Teil eines stärkenden größeren Ganzen zu sein. Nach dem Glauben der Ureinwohner Amerikas ist alles lebendig und beseelt: nicht nur Menschen, Tiere, Vögel, Fische, Pflanzen und Bäume – auch Steine, Flüsse, Ströme, Seen und das Meer. Aus dieser Perspektive ist alles geheiligt, alles Leben und unser gesamtes Umfeld. Früher einmal gehörte es zum Initiationsritual, dass die jungen Männer in die Wildnis hinauszogen, sich mit der Natur verbanden und lernten, eins mit ihr zu werden. Das ist ›Ganzheit‹: Teil der Natur oder eines dem Selbst übergeordneten Ganzen zu sein. Sich ›ganz‹ fühlen, heißt sozusagen, sich einer tröstenden Instanz hinzugeben. Alle Anspannung weicht der Empfindung inneren Friedens. Bei der Arbeit mit Heilsteinen, den Geschenken der Erde, treten Sie in Kontakt mit deren Energien und Eigenschaften. Sie helfen Ihnen, sich mit dem tieferen Sinn Ihres Seins zu verbinden.

Was ist ›heilig‹?

Die Idee des ›Heiligen‹ geht nicht auf eine bestimmte Glaubensrichtung zurück, vielmehr haben alle großen Religionen der Welt ihre eigenen Worte, um diesen Begriff mit Inhalt zu füllen. ›Heilig‹: Darin liegt Ehrfurcht vor dem Leben, eine liebevolle und friedfertige Gesinnung. Das Gefühl des ›Geheiligtseins‹ kann sich durch Gebete, Meditation oder auch Heilbehandlungen einstellen.

Die vor Jahrtausenden in Indien und China entwickelten Heilweisen (z. B. Yoga) haben überlebt, sie gründen auf dem Gedanken, dass der Körper weit mehr ist als ein physikalisches Gebilde und ein eigenes Energieversorgungs-System besitzt – ähnlich dem Stromfluss in einer Batterie. Sinkt das Energieniveau oder fällt die Zufuhr aus, kann der Kreislauf seine Funktionen nicht aufrecht erhalten und muss neu eingestellt werden. Die Energie selbst bildet die Verbindung zur Quelle allen Lebens. Einige amerikanische Indianerstämme nennen diese Energie den ›Großen Geist‹, andere Menschen sagen ›Gott‹ oder ›Schöpfer‹. Heilen bringt diese spezielle Energie in den Körper zurück und erneuert ihn dadurch. Steine können diese Energie halten, lenken oder kanalisieren.

Was sind Chakras?

Der Begriff *chakra* entstammt dem altindischen Sanskrit und bedeutet ›Rad‹. Gemäß der alten Lehre reihen sich die sieben Hauptchakras oder ›Räder‹ entlang der Wirbelsäule. In der Steinheilkunde lassen sich die Wirkungen der Kristalle durch die Verbindung mit den Chakras noch steigern – man verwendet dazu bestimmte Legemuster.

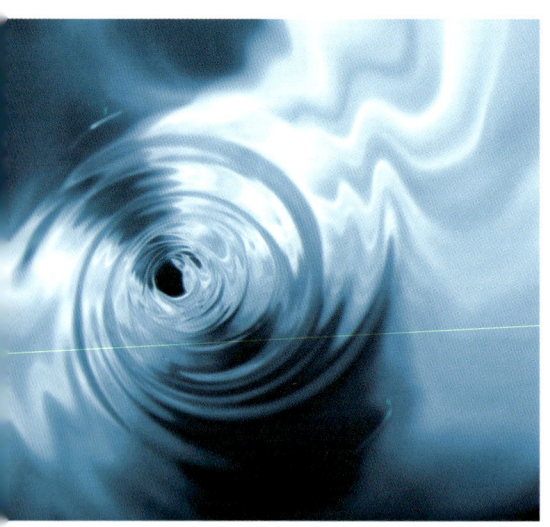

Energieflüsse

Menschen mit spezifischer Begabung (›Seher‹) können nicht nur die Energie als den menschlichen Körper umgebende Aura »sehen«, sie berichten auch von Beobachtungen sich öffnender und schließender Chakras, wie auch von den spiralförmigen Drehbewegungen, mit denen die Chakras Energie von außen anziehen, aufnehmen und im Körper verteilen. Sind alle Chakras offen und arbeiten richtig, wird der Körper in stetem Fluss mit der benötigten kosmischen oder göttlichen Schwingungsenergie versorgt.

KRONENCHAKRA – *auf dem Schädeldach, am Scheitelpunkt;*
Themen: Spiritualität, kosmische Vereinigung, Erleuchtung.

DRITTES AUGE – *oberhalb der Nasenwurzel, zwischen*
den Augenbrauen; Themen: Intuition, Wahrnehmung,
Erkenntnis höherer Wirklichkeiten.

KEHLCHAKRA – *in der Halsgrube,*
unter dem Kehlkopf; Themen: Kommunikation,
Sprachkompetenz.

HERZCHAKRA – *in der Brustmitte, zwischen den*
Brustwarzen; Themen: Liebe, Zuneigung,
Mitgefühl, Herzensgüte, Menschlichkeit.

SOLARPLEXUSCHAKRA – *unterhalb des*
Brustkorbs, auf dem Oberbauch; Themen:
Persönlichkeitsentfaltung, Selbstvertrauen,
Durchsetzungskraft.

SAKRALCHAKRA – *drei Fingerbreit unterhalb*
des Bauchnabels; Themen: Partnerschaft,
Erotik, Sexualität, Lebensenergie.

WURZELCHAKRA – *auf Steißbeinhöhe*
zwischen Damm und Anus; Themen:
Überlebenswille, Selbsterhaltung, Erdung.

Die Chakras und ihre Funktionen

Nach der altindischen Ayurveda-Lehre sind die sieben Hauptchakras die Knotenpunkte im feinstofflichen Energiesystem des Menschen. Sie nehmen Energie aus der Umgebung bzw. dem Kosmos auf und versorgen den Körperhaushalt damit. Sie arbeiten auf verschiedenen Schwingungsebenen und transformieren die Energie für den menschlichen Körper, da die Frequenz der reinen kosmischen (göttlichen) Energie für uns viel zu hoch wäre.

Chakras und Hormone

Laut Ayurveda sind die sieben Hauptchakras mit den Knotenpunkten des gesamten Hormonsystems vernetzt. Das Kronenchakra ist verbunden mit der für die Lichtempfindlichkeit und den Schlaf-Wach-Rhythmus zuständigen Zirbeldrüse, das Dritte Auge mit dem Hauptzentrum der Hormonausschüttung, der Hypophyse. Das Halschakra korrespondiert mit der Schilddrüse, Zentrum für Stoffwechsel und Zellerneuerung, das Herzchakra mit der Thymusdrüse, die das Immunsystem steuert. Das Solarplexuschakra ist der für die Insulinproduktion verantwortlichen Bauchspeicheldrüse zugeordnet. Das Sakralchakra beeinflusst die Funktion der Keimdrüsen, das Wurzelchakra die der Nebennieren.

KRONENCHAKRA	Diese Energien fühlen sich kühl an, ihre Schwingung
DRTITTES AUGE	ist hoch. Verbunden mit spiritueller Öffnung und
KEHLCHAKRA	Stärkung des Selbst-Bewusstseins.
HERZCHAKRA	Brücke zwischen den physischen und den spirituellen Chakras, Ort von Liebe und Wachstum, mittlere Schwingungsebene von sanfter Wärme.
SOLARPLEXUSCHAKRA	Mit den physikalischen Abläufen des Körpers vernetzte Energien; heiß, mit niedriger Schwingung; zuständig für Aktivität, Fortpflanzung und Überleben.
SAKRALCHAKRA	
WURZELCHAKRA	

Chakras, Farben und Frequenzen

Die traditionelle ayurvedische Lehre ordnet den Chakras Farben zu, um ihre Schwingungsenergie zu veranschaulichen. Professionelle spirituelle Heiler im Westen haben schon im 19. Jahrhundert die sieben Regenbogenfarben für die sieben Chakras mit ihren sieben Energiestufen verwendet. Eine Adaption, die im 20. und 21. Jahrhundert weiterentwickelt wurde und sich von der überlieferten ayurvedischen Darstellungsweise unterscheidet.

Die Chakra-Frequenzen entsprechen den Lichtwellen, nicht der Temperatur. So haben rote, orange und gelbe Lichtwellen eine niedrigere Frequenz als blaue und violette. Spirituelle Heiler können durch Handauflegen bei einem Patienten diese niedrigere Frequenz als heiß, und die höhere als kühl spüren.

Das sieben Chakras-Legemuster

Dieses besondere Legemuster vereinigt als umfassende Chakras- und Stein-Heilbehandlung alle Ihre sieben Basis-Heilsteine, es wird dem Empfänger auf sämtlichen Energie-ebenen Ausgleich und Erneuerung bringen. Regelmäßig (wöchentlich) ausgeführt, wird dieses Legemuster die Stresstoleranz erhöhen.

Vorbereitung

Nach der Anwendung dieses Legemusters braucht man Ruhe, der Körper muss sich den durch die Behandlung bewirkten energetischen Veränderungen erst langsam anpassen. Kalkulieren Sie also bitte diese Extra-Zeit mit ein.

Denken Sie auch daran, Ihre Steine nach jeder Benutzung gründlich in reinem Quellwasser zu reinigen. Bereiten Sie den Heilplatz durch Putzen und Staubwischen im Raum sorgfältig vor, und stellen Sie eine Vase mit frischen Blumen auf. Auch eine sanfte, meditative Hintergrundmusik trägt zu einer angenehmen Atmosphäre und zur Entspannung bei. Breiten Sie ein sauberes weißes Laken auf den Boden und legen Sie ein Kissen ans Kopfende. Bitten Sie nun Ihre(n) Freund(in), es sich in Rückenlage darauf gemütlich zu machen und ganz ruhig und tief zu atmen. Decken Sie ihn/sie mit einer warmen, weichen Decke zu.

Die Behandlung

Sprechen Sie ganz ruhig: »Mögen die gebündelten Kräfte dieser Steine dein inneres System ins Gleichgewicht und dir Frieden bringen.« Warten Sie nun 15 Minuten still ab – falls Freund(in) einschläft, sehr behutsam aufwecken! Vor dem Aufsetzen soll er/sie ganz tief durchatmen und sich auf seinen Körper konzentrieren, besonders auf als »warm« oder »kühl« empfundene Regionen – Wirkungszeichen der Stein- und Chakra-Energien. Sie/er sollte nun zur Ausleitung sämtlicher physikalischer oder energetischer Toxine ein großes Glas Wasser trinken und noch eine ganze Zeit ruhig sitzen bleiben, damit der Körper die in der Behandlung freigesetzte Heilenergie auch komplett aufnehmen kann. Manche Menschen sehen während der Sitzung Farben oder Bilder oder haben spezifische Empfindungen, andere fühlen sich einfach nur völlig entspannt. Jeder so, wie es für ihn richtig ist – vertrauen Sie darauf!

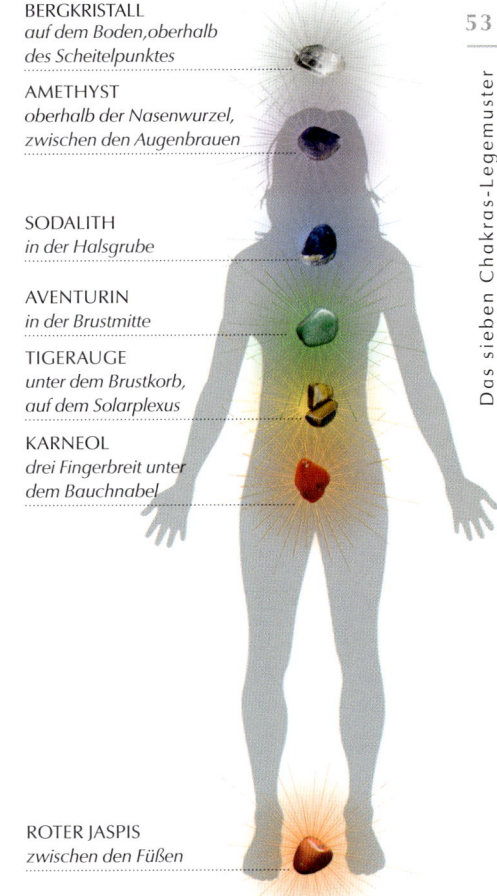

BERGKRISTALL
auf dem Boden, oberhalb des Scheitelpunktes

AMETHYST
oberhalb der Nasenwurzel, zwischen den Augenbrauen

SODALITH
in der Halsgrube

AVENTURIN
in der Brustmitte

TIGERAUGE
unter dem Brustkorb, auf dem Solarplexus

KARNEOL
drei Fingerbreit unter dem Bauchnabel

ROTER JASPIS
zwischen den Füßen

Das sieben Chakras-Legemuster

Das Wurzelchakra

Das Wurzel-, Basis- oder Muladhara-Chakra (Sanskrit: *mula* ›Wurzel‹ und *adhara* ›Stütze‹), bildet das Fundament für alle anderen Chakras. Am Ende der Wirbelsäule auf Steißbeinhöhe zwischen Genitalien und Anus gelegen, versorgt es den physischen Körper mit Energie zur Aufrechterhaltung der lebenswichtigen Funktionen und ›erdet‹ ihn. Auch spirituell ist es für die Lebenskraft zuständig, für den Selbsterhaltungstrieb, innere Stärke und (Selbst-) Vertrauen.

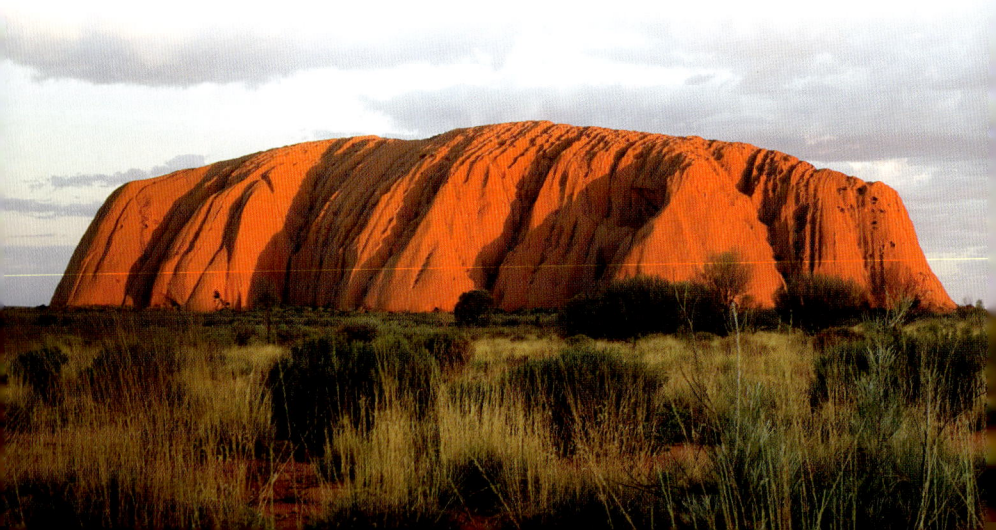

Hauptfunktionen

Das Wurzelchakra ist das Zentrum der physischen Energie des Körpers, es sichert unser (Über)Leben in dieser Welt. Kann die Energie im Wurzelchakra ungehindert fließen, fühlt man sich geschützt und gut verankert – gestärkt von der Erde selbst. Blockaden oder mangelnder Energiefluss im Wurzelchakra machen sich dementsprechend mit Schwäche und Ängsten bemerkbar.

Die Themen des Wurzelchakras

Die hohe Bedeutung des Wurzelchakras lässt sich an seinem Wirkungsbereich ablesen: Es ist dem Blut zugeordnet, dem »Lebenssaft«, dessen kräftig rote Farbe dann auch für die Energie des Wurzelchakras steht. Es beeinflusst den Zell- und Knochenaufbau, die Wirbelsäule, Zähne und Nägel, den Darm sowie die Nebennieren; diese produzieren eine Vielzahl von Hormonen und sind anfällig für physische oder emotionalen Stress. Ein erschöpftes Wurzelchakra sollte man mit Entspannungsübungen (Meditation), gesunder Nahrung und viel Schlaf ausgleichen.

Anwendungsmöglichkeiten für Heilsteine

Der Rote Jaspis ist durch seine Erdungsqualitäten wie auch sein kräftiges rötliches Orange zum »Verstärker« des Wurzelchakras prädestiniert. In Legemustern platziert man ihn entweder auf dem Unterbauch oder zwischen den Füßen, da die Energie des Basischakras vom unteren Rücken über die Beine hinunterfließt. Auch der Rubin tut dem Wurzelchakra gut, er stärkt die Lebenskraft im Körper und regt den Blutkreislauf an.

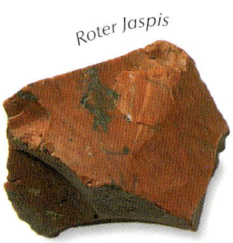

Roter Jaspis

Das Sakralchakra

In Höhe des Kreuzbeins gelegen, eines dreieckigen, aus den ursprünglichen Kreuzwirbeln zusammengewachsenen Knochens in Hüftmitte, auf der Körpervorderseite drei Fingerbreit unterhalb des Nabels. Der Sanskrit-Name lautet *Svadhistana*, das bedeutet »Ort des Wohnens«. Das Chakra gilt als Brennpunkt der Kreativität, der heiligen Schöpfungskraft, der Sexualität, und des Wunsches, seine Ideen physische Realität werden zu lassen. Die diesem Chakra zugeordnete Farbe ist ein warmer Orangeton, der die Gefühle positiv beeinflusst.

Hauptfunktionen

Das Sakralchakra steht in Bezug zur Fortpflanzung; es schafft und erhält das energetische Gleichgewicht des unteren Rückens, der Hüften und der Sexualorgane. Bei Bauchtänzerinnen beispielsweise wird eine starke Energie des Sakralchakras sichtbar, das Kreisen und Wippen mit den Hüften hält diese Körperregion offen und beweglich. Der Bauchtanz wurde ursprünglich entwickelt, um die Beckenbodenmuskulatur schwangerer Frauen für die bevorstehende Geburt zu kräftigen. Bei Männern fördert das Sakralchakra die Gesundheit der Prostata, wichtig für ein erfülltes Sexualleben.

Karneol

Die Themen des Sakralchakras

Bei Frauen kann ein Mangel an Energie aus dem Sakralchakra PMS (Prämenstruelles Syndrom), Kreuzschmerzen und Menstruationsbeschwerden verursachen. Probleme durch eine nachlassende Libido oder Angst vor Intimität sprechen für einen Mangel an Sakralchakra-Energie, in ernsten Fällen ist ärztlicher Rat erforderlich. Zur Wiederaufladung des Chakras empfehlen sich Tanz, Tai-Chi und Yoga, auch ätherische Öle wie Sandelholz oder Jasmin helfen, das Sakralchakra zu stimulieren.

Anwendungsmöglichkeiten für Heilsteine

Der Karneol als Energielieferant mit guten Auffüllqualitäten beeinflusst das Sakralchakra positiv. Um die Energie des Chakras anzuheben, legen Sie den Karneol ins Badewasser oder bereiten Sie ein Heilwasser damit, das Sie über den Tag verteilt trinken. Auch Bernstein – insbesondere die dunkelorangefarbenen Stücke – führt dem Sakralchakra Energie zu und hellt die Gefühle auf.

Das Solarplexuschakra

Dieses Chakra liegt in der Brustkorbmitte, knapp unter dem Brustbein. Sein Sanskritname lautet *Manipura*, »leuchtendes Juwel«; seine Farbe ist ein strahlendes Sonnengelb. Das Solarplexuschakra ist schwer in der Balance zu halten, wie es die folgende Metapher veranschaulicht: In der hellen Sonne fühlen wir uns zuversichtlich und glücklich, scheint die Sonne jedoch zu grell, wird sie uns unerträglich, wohingegen ein Mangel an Sonnenlicht depressiv macht.

Hauptfunktionen

Dieses Chakra nimmt Bezug auf die Selbstwahrnehmung. Beobachten Sie ein Kind bei einem Wutanfall: Solarplexusenergie pur! Um Mitgefühl und Verständnis im Umgang mit anderen entfalten zu können, muss das heranwachsende Kind lernen, sein Wollen und seine Emotionen zu beherrschen. Der Schlüssel zu diesem Chakra ist der Ausgleich zwischen den eigenen Bedürfnissen und denen der anderen.

Tigerauge

Die Themen des Solarplexuschakras

Dem Solarplexuschakra energetisch zugeordnet ist die Bauchspeicheldrüse, verantwortlich für die Produktion des den Zuckerhaushalt regulierenden Hormons Insulin. Wir alle lieben Süßes; doch wirkt Zucker nicht nur positiv.

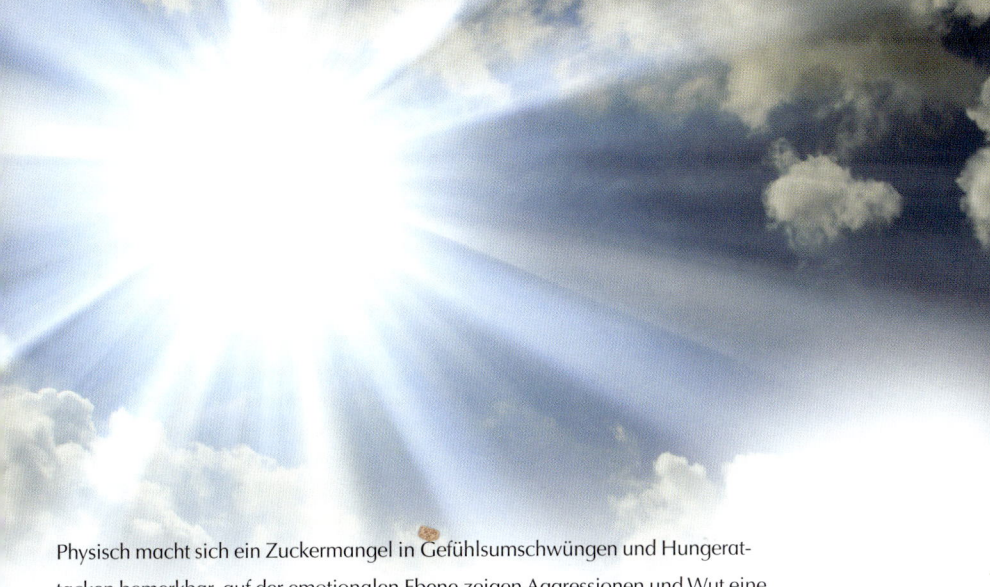

Physisch macht sich ein Zuckermangel in Gefühlsumschwüngen und Hungerattacken bemerkbar, auf der emotionalen Ebene zeigen Aggressionen und Wut eine Störung an. Atmen Sie tief und regelmäßig, das bringt das Chakra ins Gleichgewicht und lädt die Körperenergie wieder auf. Kohlenhydrate wie Hafer, die langsam abgebaut werden, helfen Ihnen bei der Regulierung des Blutzuckerspiegels.

Anwendungsmöglichkeiten für Heilsteine

Das Tigerauge wirkt kraftvoll energetisierend und zugleich stabilisierend auf das Solarplexuschakra. Als Anhänger oder Ring getragen, in Wohn- oder Geschäftsräumen ausgelegt, beruhigt dieser Stein Energieschwankungen des Solarplexuschakras. Wohltuend ist auch der Citrin, gelber Quarz, dessen reinigende Eigenschaft negative Emotionen zu neutralisieren hilft.

Das Herzchakra

In der Brustkorbmitte, knapp über dem Brustbein gelegen; sein Sanskritname *Anahata* bedeutet »ungebrochen«. Ein starkes Herzchakra lässt sich durch emotionale Ausbrüche und Beschimpfungen nicht beeindrucken, und reagiert auf Negativität mitfühlend und liebevoll. Seine Kernfarbe ist Grün, sie steht für das Wachstum. Seine zweite Farbe, Rosa, symbolisiert bedingungslose Liebe.

Hauptfunktionen

Das Herzchakra bezieht sich nicht nur auf das Herz selbst und das damit verbundene Gefühl der Liebe, es stimuliert zugleich die Thymusdrüse. Diese unterstützt das Immunsystem und die körpereigenen Abwehrkräfte gegen Bakterien und Viren. Emotionaler Stress und Angst rauben dem Immunsystem Kraft, deshalb sollte man dem Herzchakra Energie zuführen und positiv denken, um einen gesunden Geist in einem gesunden Körper zu bewahren.

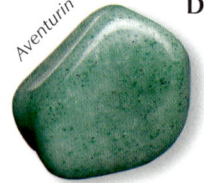

Aventurin

Die Themen des Herzchakras

Verliert das Herzchakra seine Energie, zeigt sich das in Traurigkeit und dem Gefühl, zurückgestoßen zu werden. Je stärker wir uns von unseren Mitmenschen getrennt fühlen, desto tiefer sinkt das Energieniveau des Herzchakras. Wir büßen unsere Vitalkräfte ein, wie eine Pflanze, der man

Wasser und Nahrung vorenthält. Gehen Sie an die Sonne, in die Natur und genießen Sie die frische Luft, all dies stärkt das Herzchakra. Auch Gespräche mit verständnisvollen Freunden und gegebenenfalls Therapeuten können hilfreich sein.

Anwendungsmöglichkeiten für Heilsteine

Die machtvolle grüne Heilenergie des Aventurins kräftigt das Herzchakra. Sie können den Stein als Anhänger oder sonst bei sich tragen. Sind Ihre Gefühle auf einem Tiefpunkt angelangt, brauchen Sie Entspannung und Schlaf, zu beidem kann Ihnen ein Aventurin im Badewasser verhelfen. Ein weiterer wichtiger Heilstein für das Herzchakra ist der Rosenquarz, Symbol für bedingungslose Liebe, Sanftmut und Frieden. Unter Ihrem Kopfkissen fördert er einen ruhigen Schlaf.

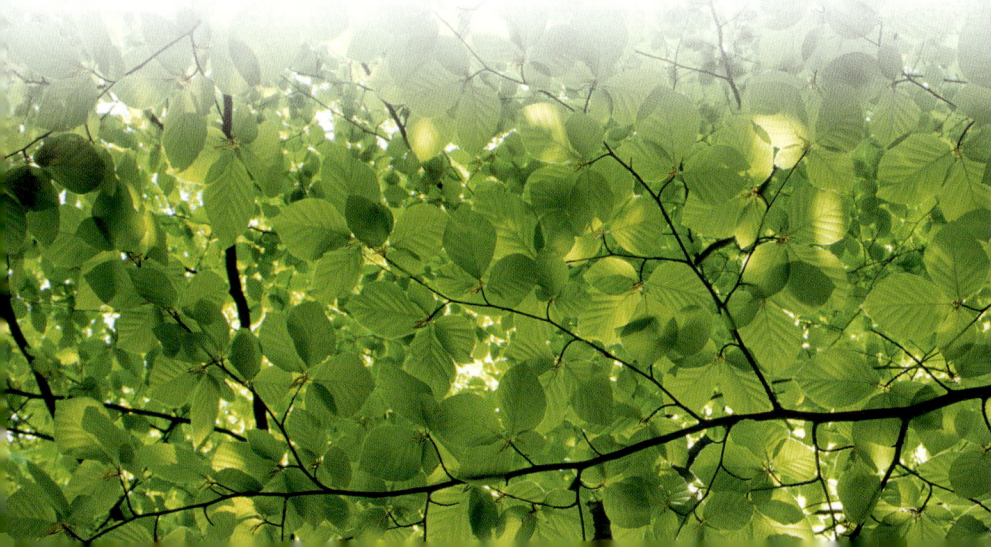

Das Kehlchakra

Der Sanskritname dieses Chakras, *Vishuddha*, bedeutet »Reinigung«. Die ihm zugeordnete Farbe ist ein intensives, leuchtendes Blau. Das Kehlchakra ist das erste der oberen Chakras, die alle drei mit einer höheren Schwingungsfrequenz und -energie arbeiten als die Energiezentren weiter unten. In der empfindlichen Halsregion, in der kleinen Grube etwas unterhalb des Kehlkopfs gelegen, ist das Kehlchakra für Klang, Stimme und Kommunikation zuständig. Es beeinflusst unseren Umgang mit den Menschen in unserer Umgebung durch die Worte, die wir wählen.

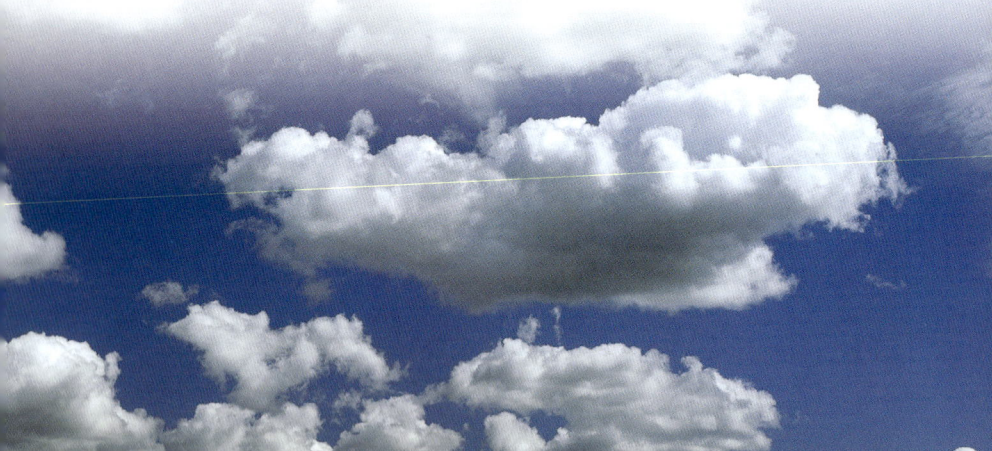

Hauptfunktionen

Durch seine enge Verbindung mit der Schilddrüse beeinflusst das Kehlchakra den Stoffwechsel, die Art, wie der Körper Energie umsetzt und verbraucht. Zudem liegt es sehr nahe an der Thymusdrüse (im Bereich des oberen Brustbeins), die eine wichtige Rolle für das Immunsystem des Körpers spielt und ihrerseits mit dem Herzchakra verbunden ist. Zur Unterstützung und Stärkung des Kehlchakras sollten Sie möglichst positive Emotionen durch die Herzregion fließen lassen.

Die Themen des Kehlchakras

Das Kehlchakra und seine Umgebung sind, wenn das Immunsystem geschwächt ist, anfällig für Reizungen und Infektionen. Die Halsgegend reagiert auch empfindlich auf Gefühle – unter besonderer Belastung spürt man, wie der Hals anschwillt, sich verengt und schmerzt, was zur vollständigen Blockade des Kehlchakras führen kann. Dann sollte man auf dem weiter unten gelegenen Herzchakra einen sanften Heilstein, etwa einen Aventurin, platzieren, um den Energiefluss wieder in Gang zu bringen.

Anwendungsmöglichkeiten für Heilsteine

Hier sind Steine von lebhaftem Blau gefragt, der Sodalith mit seinen kühlenden und besänftigenden Eigenschaften kann getragen oder dem Chakra aufgelegt werden; Lapislazuli wirkt revitalisierend und klärend. Um ein erschöpftes Kehlchakra neu zu beleben, kann man Heilwasser oder Essenzen damit bereiten und schluckweise trinken.

Das Dritte Auge

Dieses Energiezentrum ist auf vielen indischen Statuen und in illuminierten Manuskripten alter Zeiten bildlich darge-stellt. Seiner Lage in der Stirnmitte etwas oberhalb der Na-senwurzel wie auch seiner Augenform verdankt es den Namen »Drittes Auge«. Der Sanskritname *Ajna* bedeutet »wahrnehmen«. Das Stirnchakra ist eng verbunden mit einer Wahrnehmung jenseits der gewohnten Grenzen des Selbst sowie auch des alltäglichen Lebens, mit Intuition, Inspirati-on und dem Zugang zu höheren Bewusstseinsebenen. Seine Farbe ist ein beruhigendes Tiefviolett oder Indigo.

Hauptfunktionen

Auf der körperlichen Ebene ist das Dritte Auge der Hypophyse (Hirnanhangdrü-se) zugeordnet, sie sitzt in der Schädelmitte auf Höhe des Nasenbeins. Die Hy-pophyse beeinflusst auf unmerkliche, stille Weise weit über Bewusstsein oder Rationalität hinaus, eine Vielzahl von Körperfunktionen wie das Wachstum, die Fortpflanzung und die Sexualität durch Förderung der Hormonausschüt-tung. Alte Heilslehren wie das Yoga, ein wichtiger Bestandteil des Ayurveda, verbanden die menschliche Sexualenergie mit den höheren Schwingungen kosmischer Energie. Das Dritte Auge spielte dabei die Rolle des Portals, durch das diese Interaktion mit Hilfe der Meditation geschehen konnte.

Amethyst

Die Themen des Dritten Auges

Überanstrengte Augen und auf die Stirnregion beschränkte Kopfschmerzen künden oft von Störungen. Der Schmerz zeigt an, dass der intuitive Teil des Geistes unterdrückt wird. Nur zu häufig wird die Kreativität unter dem Gewicht der Ratio begraben; doch kann gerade der Zugang zu den höheren Bewusstseinsebenen durch das Dritte Auge auf Herausforderungen neue, außergewöhnliche Antworten liefern.

Anwendungsmöglichkeiten für Heilsteine

Der Amethyst gilt als *der* Heilstein für das Dritte Auge, doch sind auch andere Steine von tiefvioletter Farbe hier ausgesprochen wirksam. Auf die Stirn gelegt, besänftigt und beruhigt der Amethyst das empfindliche Dritte Auge und öffnet es für neue Bereiche der Wahrnehmung. Auch ein Sugilith kann helfen, mit seiner klärenden Wirkung erhöht er die Ebenen von Wahrnehmung und Verständnis.

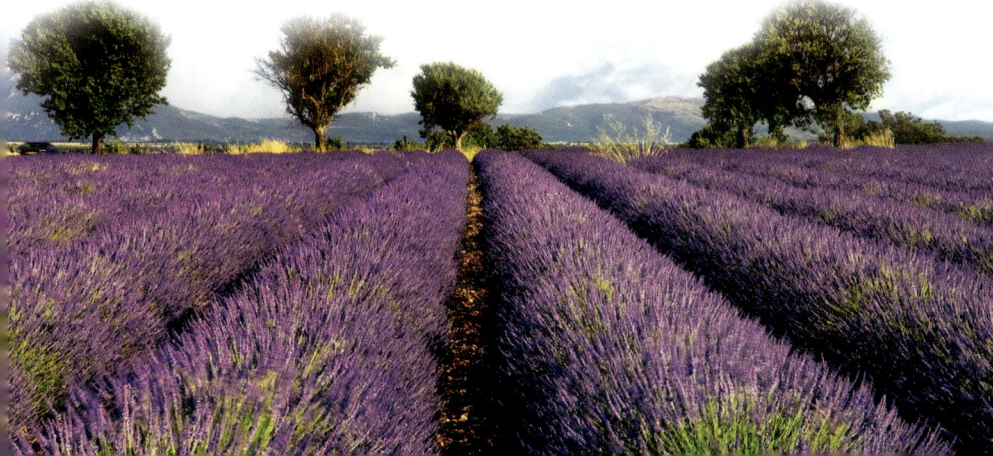

Das Kronenchakra

Dort, wo bei einem Baby die Fontanelle noch nicht geschlossen ist, sitzt das Kronenchakra – am Scheitelpunkt des Schädeldachs. Nach der altindischen Überlieferung ist dies der Eintrittspunkt der Seele in den Körper bei der Geburt. Dieses Chakra ist das Bindeglied zwischen der Seele und der Quelle ihrer ewigen Weisheit. Der Sanskritname *Sahasrara* bedeutet »Der tausendblättrige Lotus«. Seine Farbe ist Weiß, von diamantener Brillanz, in die Farben des Regenbogens zerlegt.

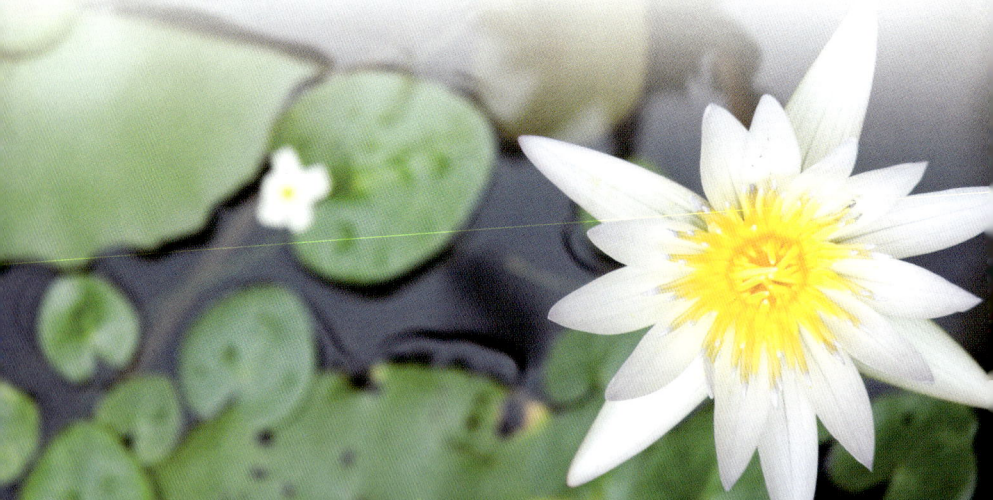

Hauptfunktionen

Die Entsprechung des Kronenchakras auf der Körperebene ist die Zirbeldrüse (Epiphyse), zuständig für die Ausschüttung von Melatonin, das die »innere Uhr« des Menschen reguliert. Dieses Hormon steuert den Schlaf-Wachrhythmus bzw. die unterschiedlichen Bewusstheitszustände. Träume lassen sich auch als Botschaften des Kronenchakras deuten, bei vielen Naturvölkern gelten sie als direkte Verbindungsaufnahme mit der Ebene der Seele.

Die Themen des Kronenchakras

Die Epiphyse kann durch Fehlen natürlichen Tageslichts außer Takt gebracht werden. Es treten Depressionen und Schlafstörungen auf, die verbreitetsten Anzeichen für eine Störung des Kronenchakras. Auch auf jede Art von Belastung, ob physisch, emotional, geistig oder umweltbedingt, reagiert es sehr empfindlich. Dies kann zu Gemütsschwankungen, plötzlichem Aufbrausen oder Verwirrung führen. Ein Zustand großer geistiger Unruhe lässt unter Umständen ebenfalls auf einen behandlungsbedürftigen Mangel an Kronenchakra-Energie schließen.

Anwendungsmöglichkeiten für Heilsteine

Der lichtsprühende und reinigende Bergkristall ist *der* Heilstein für das Kronenchakra. Oberhalb des Scheitelpunkts platziert, überspült er den Körper mit Energie und befreit ihn von negativen Einflüssen und Giften. Auch der durchscheinende Danburit wirkt reinigend, jedoch auf sanftere, beruhigende Weise. Mit jedem dieser beiden Steine sollte auch immer der Rote Jaspis angewandt werden. Zwischen den Füßen liegend, sorgt er für Ausgleich und Erdung.

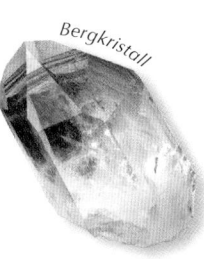

Bergkristall

Alternative Chakra-Heilsteine

Auf den folgenden sechs Seiten stelle ich Ihnen Heilsteine vor, die sich ebenfalls zur positiven Beeinflussung der Chakra-Energien (und zum Sammeln) eignen.

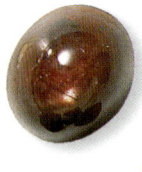
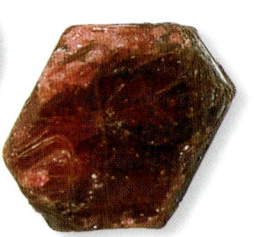

Heilsteine für das Wurzelchakra

RUBIN: Tiefroter Edelstein, auch als deutlich preisgünstigere ›Rohversion‹ erhältlich. Der Rubin erhöht den Blutdruck, regt den Kreislauf an, fördert Leistungswillen, Lebenskraft und -freude.

RAUCHQUARZ: Sein dunkles Rauchbraun verbindet ihn mit der Erde. Kraftvoller Stein, gut zum Reinigen, Entgiften, Ausleiten wie auch zur Erdung.

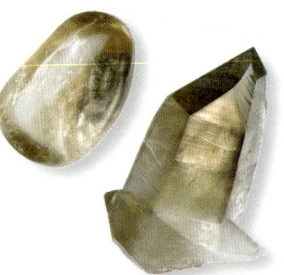

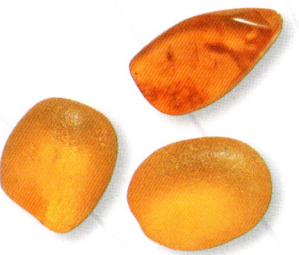

Heilsteine für das Sakralchakra

BERNSTEIN: Kein Kristall, sondern organisch; amorphes fossiles Harz, warm, gelb-orangefarben, durchsichtig bis opak. Fördert Selbstvertrauen, Sorglosigkeit, Fröhlichkeit und Offenheit.

ORANGENCALCIT: In sanften apricot-orangefarbenen Schattierungen, leicht erhältlich. Stärkt Optimismus, Selbstachtung und -vertrauen; wirkt beruhigend auf hyperaktive und nervöse Kinder.

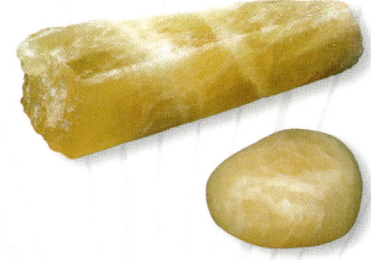

Heilsteine für das Solarplexuschakra

GOLDTOPAS: Goldgelber, warm leuchtender Edelstein; verhilft zu gesundem, realistischem Selbst-Bewusstsein.

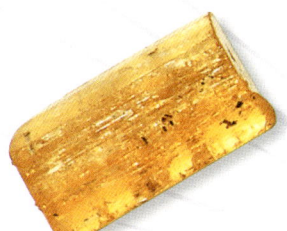

CITRIN: Gelber Kristallquarz, stärkt Nerven und Lebenskraft, zieht Reichtum und Fülle an.

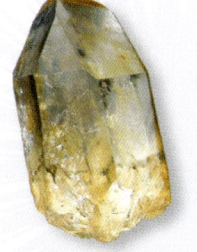

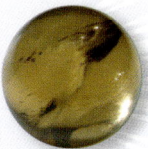

Alternative Chakra-Heilsteine

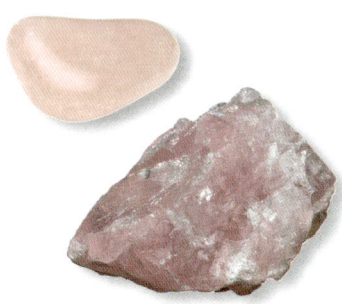

Heilsteine für das Herzchakra

ROSENQUARZ: Blassrosa, mit sanfter Schwingungsenergie, der klassische Heilstein, reinigt und öffnet das Herz für Liebe, Frieden und innere Heilung. Steigert Einfühlungsvermögen und Verständnis. Auch gut für Kinder.

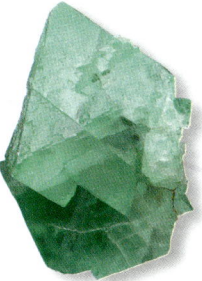

GRÜNER FLUORIT: Löst festgefahrene Vorstellungen auf und befördert dadurch Neuanfänge, verstärkt Empfindungen, »Ordnungs- und Lernstein«.

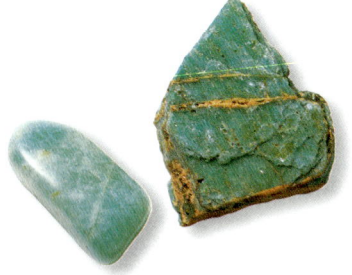

AMAZONIT: Grün bis blaugrün mit hellen Flecken, allgemein ausgleichender Stein, der auch die Harmonie zwischen Herz- und Kehlchakra fördert. Lindert Traumata, Ängste und Sorgen.

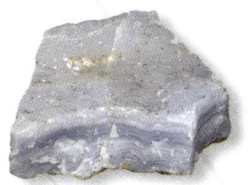

Heilsteine für das Kehlchakra

BLAUER SPITZENACHAT (CHALCEDONACHAT): Hellblauer Mikrokristall mit heller Bänderung. Verbessert Kommunikationsfähigkeit, Selbstausdruck, Gedächtnis und Kreativität.

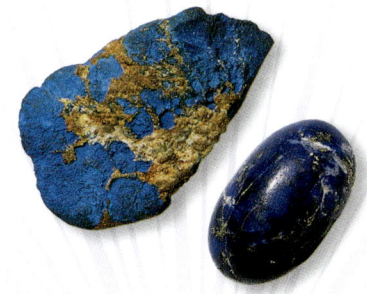

LAPISLAZULI: Lasurit-Gestein in kräftigem Königsblau, galt den ägyptischen Pharaonen als heilig. Fördert die Authentizität und die Kommunikation auf den höchsten spirituellen Ebenen.

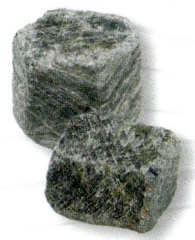

SAPHIR: Kostbarer (und teurer) Edelstein meist von spezifischem Blau; er öffnet das Halschakra, verhilft zu klarem, kraftvollem Selbstausdruck und zu Wahrhaftigkeit.

Heilsteine für das Dritte Auge

SUGILITH: Opaker dunkelvioletter Stein, meist gesprenkelt, erhöht die spirituelle Wahrnehmung und verhilft zu bedeutungsvollen Träumen. Gut für die Selbstbestimmung.

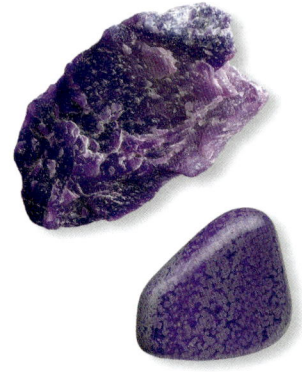

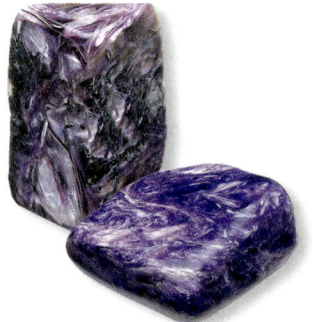

CHAROIT: Schimmernder dunkelvioletter Stein mit weißen, grauen und schwarzen Einlagerungen (Schichtsilikat), verstärkt die spirituelle Energie und den »Blick nach innen«.

LAVENDELQUARZ: Lavendelblauer Chalcedon, beruhigt bei mentalem Stress, lindert das Gefühl von Überlastung und fördert den Erholungsschlaf. Verstärkt Verständnis und Ausgeglichenheit.

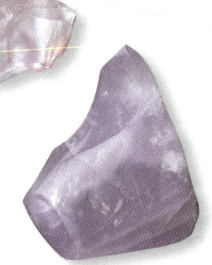

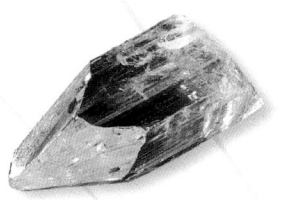

Heilsteine für das Kronenchakra

DANBURIT: Klar, farblos oder pastellfarben, aus Prismen mit keilförmigen Endflächen. Seine reine Schwingung erleichtert den Kontakt mit den Führungsengeln und den Übertritt auf höhere spirituelle Ebenen.

HERKIMER DIAMANT: Sehr reiner kleiner (Berg-) Kristall, Doppelender mit klar definierter geometrischer Form. Wert- und kraftvoll, öffnet die Chakras, fördert die Spiritualität.

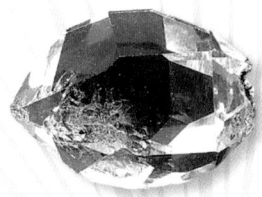

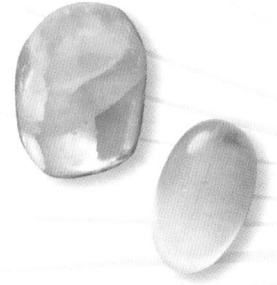

SELENIT: Durchscheinend, meist weiß, mit befreiender und beruhigender Wirkung, schafft »Schutzräume«, verstärkt Intuition und Verständnis, gut zur Meditation. Vorsicht: wasserlöslich!

Das Wohlbefinden erhöhen

BEI KÖRPERLICHEN ERFORDERNISSEN

RÜCKENSCHMERZEN (LINDERND)	Karneol, Roter Jaspis, Bernstein
BLUTKREISLAUF (ANREGEND)	Roter Jaspis, Rubin, Hämatit
KNOCHEN (STÄRKEND)	Grüner oder Violetter Fluorit
CHRONISCHE MÜDIGKEIT (MINDERND)	Rubin, Bernstein, Amethyst
VERGIFTUNG (AUSLEITEND)	Rauchquarz, Bergkristall, Herkimer Diamant
FRUCHTBARKEIT (FÖRDERND)	Rosenquarz, Rubin, Karneol
KOPFSCHMERZEN (LINDERND)	Rosenquarz, Amethyst, Lavendelquarz
HOHER BLUTDRUCK (SENKEND)	Rosenquarz, Amethyst, Sodalith
HORMONSTÖRUNGEN (AUSGLEICHEND)	Bernstein, Karneol, Blauer Mondstein
IMMUNSYSTEM (STÄRKEND)	Bergkristall, Aventurin, Citrin
MENOPAUSE (UNTERSTÜTZEND)	Rosenquarz, Karneol, Amethyst
MENSTRUATIONSBESCHWERDEN	Karneol, Bernstein, Weißer Mondstein

WARNUNG

Heilsteine und ihre Wirkungen können auf keinen Fall (fach-)ärztlichen Rat ersetzen!

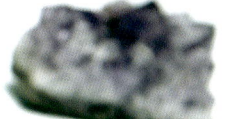

HEILSTEINE FÜR STIMMUNGEN UND GEFÜHLE

ÄRGER, WUT (BERUHIGEND)	Rosenquarz, Karneol, Sodalith
ANGST (LINDERND)	Rosenquarz, Amethyst, Aventurin
BURNOUT-SYNDROM (LINDERND)	Rubin, Karneol, Tigerauge
DEPRESSIONEN (ABSCHWÄCHEND)	Amethyst, Chalcedonachat, Rosenquarz
EMOTIONALER STRESS (LINDERND)	Amethyst, Lavendelquarz, Aventurin
FREUDE (VERSTÄRKEND)	Citrin, Tigerauge, Karneol
FRIEDEN (INS LEBEN BRINGEND)	Lavendelquarz, Amethyst, Blauer Mondstein
FURCHT (DÄMPFEND)	Amethyst, Sodalith, Karneol
KREATIVITÄT (FÖRDERND)	Amethyst, Bergkristall, Danburit
LIEBE (ANZIEHEND)	Rosenquarz, Lavendelquarz, Rubin
MEDITATION (KONZENTRATIV)	Bergkristall, Amethyst, Sodalith
SCHLAFLOSIGKEIT (LINDERND)	Aventurin, Amazonit, Peridot
SCHEU (VERMINDERND)	Karneol, Bernstein, Citrin
SEXUALSTÖRUNGEN/IMPOTENZ (VERRINGERND)	Rosenquarz, Rubin, Karneol
TRAUER (LINDERND)	Rosenquarz, Amethyst, Sugilith
VERTRAUEN (STÄRKEND)	Bernstein, Orangencalcit, Karneol

Die Steine des Jahreslaufs – und die des Tierkreises

Die erste Aufstellung ordnet den zwölf Monaten »Geburtssteine« zu, die zweite stellt die Verbindung mit den Zeichen des Tierkreises her. Beide können für die Wahl von Heilsteinen nützlich sein, je nachdem, ob man sich lieber am Geburtsmonat oder am Tierkreiszeichen orientiert.

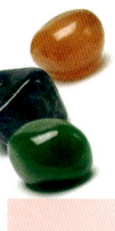

DIE 12 MONATE UND IHRE STEINE

JANUAR	Granat, Rosenquarz	**JULI**	Rubin, Karneol
FEBRUAR	Amethyst, Onyx	**AUGUST**	Peridot, Sardonyx
MÄRZ	Aquamarin, Hämatit	**SEPTEMBER**	Saphir, Lapislazuli
APRIL	Diamant, Bergkristall	**OKTOBER**	Opal, Turmalin
MAI	Smaragd, Chrysopras	**NOVEMBER**	Topas, Citrin
JUNI	Perle, Mondstein	**DEZEMBER**	Tansanit, Türkis

Juweliere greifen gerne zu dieser Aufstellung.

HEILSTEINE IM TIERKREIS

Widder (21.3.–19.4.)	Karneol, Jaspis, Rubin, Diamant, Kunzit, Hämatit
Stier (20.4.–20.5.)	Aquamarin, Turmalin, Topas, Smaragd, Tigerauge
Zwillinge (21.5.–20.6.)	Citrin, Tigerauge, Chrysokoll, Perle, Apophyllit
Krebs (21.6.–22.7.)	Perle, Mondstein, Smaragd, Rubin, Bernstein
Löwe (23.7.–22.8.)	Sonnenstein, Bergkristall, Rubin, Türkis, Spinell
Jungfrau (23.8.–22.9.)	Karneol, Citrin, Saphir, Peridot, Sugilith
Waage (23.9.–22.10.)	Opal, Lapislazuli, Peridot, Aventurin, Jade
Skorpion (23.10.–21.11.)	Kunzit, Herkimer Diamant, Aquamarin, Malachit, Dioptas
Schütze (22.11.–21.12.)	Rauchquarz, Türkis, Malachit, Spinell, Chalcedonachat
Steinbock (22.12.–19.1.)	Onyx, Jett, Rubin, Granat, Labradorit
Wassermann (20.1.–18.2.)	Amethyst, Aquamarin, Angelit (Anhydrit), Blauer Chalcedon, Saphir
Fische (19.2.–20.3.)	Calcit, Türkis, Perle, Fluorit

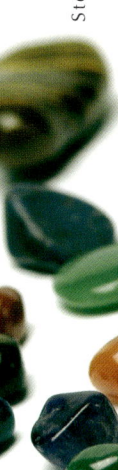

Steine in Jahreslauf und Tierkreis

Nützliche Hinweise:

Weiterführende Literatur

Bonewitz, Ronald L.: *Das Edelstein-Orakel,* Hugendubel, München/Kreuzlingen 2007

Hofmann, Helmut G.: *Wunderbare Welt der Edelsteine*, Hugendubel, München/Kreuzlingen 2005

Johari, Harish: *Chakras*. Hugendubel, München/Kreuzlingen 2008

Steinheilkunde
Kontakte, Seminare, Ausbildung

CAIRN ELEN LEBENSSCHULE
Michael Gienger
Roßgumpenstraße 10
72336 Balingen-Zillhausen
Tel. 07435 – 91 99 32
www.cairn-elen.de

STEINHEILKUNDE E. V.
Obere Stadt 8
95326 Kulmbach
Tel. 09221 – 6 91 96 60
www.steinheilkunde-ev.de
(Steinheilkunde-Zeitschrift *Opalitho*)

NORA KIRCHER
www.nora-kircher.de
(Edelsteinakupressur)

URSULA DOMBROWSKY
www.dombrowsky.ch
(Praxis, Seminare, Ausbildung)

Bezugsquellen

Edelsteinkauf ist Vertrauenssache,
deshalb sind Sie im Fachhandel
am besten beraten.
Unter **www.steinheilkunde-ev.de**
finden Sie eine nach Postleitzahlen
geordnete Liste der **GKS-geprüften
Steinhändler in Deutschland**.

CHRISTIAN HAUSEN
Höhenstraße 70
A-6410 Telfs
Tel. 0664-5165885
www.mineraliengrosshandel.com

ELIETTE VON SIEBENTHAL
Boutique und Verlag Windrose
Kramgasse 66
CH- 3011 Bern
Tel. 031-3 11 16 56
www.windrose.ch

BIOGRAPHIE

JENNIE HARDING absolvierte ihre Ausbildung am
Tisserand Institut für Aromatherapie in Sussex und
hat bereits mehrere Bücher im Bereich Körper, Geist
und Seele geschrieben. Sie ist seit über 20 Jahren als
Heilerin tätig und besitzt Erfahrungen auf verschie-
densten Gebieten: mit Edelsteinen, Edelsteinwassern
und -elixieren, Aromatherapie, Kräutern und Düften;
Techniken zum Erhalt der natürlichen Schönheit. Die
Autorin gibt Seminare und Kurse.Weitere Informatio-
nen im Internet unter: www.jennieharding.com

Interessante Web-Adressen:

www.laurinsgarten.de – Fair gehandelte Edelsteine
www.epigem.de – Institut für Edelsteinprüfung
www.katma.de – KATMA Edelstein-Essenzen

Register

Achat 7, 12, 13
Altäre 42f.
Amazonit 71
Amethyst 8, 12, 13, 16f., 39, 65
Aufbewahrung der Steine 10
Aventurin 8, 13, 20f., 39, 61

Bäder 40-41
Basis-Heilsteine 8f.
Bergkristall 8, 9, 13, 14f., 39, 43, 44, 67
Bernstein 7, 57, 69
Blauspitzenachat (Chalcedonachat) 71

Chakren 9, 48-51
Charoit 72
Citrin 59, 69
Crocidolit 22

Danburit 67, 73
Drittes Auge (Stirnchakra) 49, 50, 64f., 72

Edelsteinwasser 38f., 62f.
Elixiere 39
Emotionen 75
Erdung 30, 32f.

Farben 13, 51
Fuchsit 20

Gärten 43
Goldtopas 69
Große (Edel-)Steine 43
Grüner Fluorit 70

Heilen, Bedeutung 46f.
Heilige Räume 42f.
Heilsteinwasser 38f., 62f.
Herzchakra 49, 50, 60f., 70f.
Herkimer Diamant 73

Karneol 8, 13, 24f., 57
Kehlchakra 49, 50, 62f., 71
Körperliche Erfordernisse, Kurz-Übersicht 74
Kristall- und Steinformen 6f.
Kronenchakra 49, 50, 66f., 72f.

Lapislazuli 13, 18, 63, 71
Lavendelquarz 72
Legemuster 28
Erdend 29
Aufbauend 30, 34f.
Ausdehnend 31, 36f.
7 Chakren 52f.

Monatssteine 76

Orangencalcit 69
Organische Mineralien 7

Rauchquarz 43, 68
Reinigung 10, 43, 44
Rosenquarz 39, 41, 43, 61, 70
Roter Jaspis 8, 13, 26f., 39, 44, 55, 67
Rubin 44, 55, 68

Sakralchakra 49, 50, 56f., 69
Saphir 12, 44, 71

Schmuck 44
Selenit 73
Sodalith 8, 9, 13, 18f., 39, 63
Solarplexuschakra 49, 50, 58f., 69
Stein-Reinigung 10, 43, 44
Sugilith 65, 72

Tierkreiszeichen-Steine 77
Tigerauge 8, 9, 13, 22f., 44, 59

Wurzelchakra 49, 50, 54f., 68

ABBILDUNGSNACHWEISE

Die Verlage danken folgenden Fotografen/Bildagenturen für die freundlichen Abdruckgenehmigungen: **Getty**/Kelvin Murray: 11, 45. **iStockphoto**/Matthew Bowden: 32; Graeme Purdy: 36; Katherine Newman: 46; Matej Pribelsky: 54; Lucwa: 59; Andreas Karelias: 65; Saluha: 66. **Corbis**/Image 100: 34; Mina Chapman: 40; Chris Rogers: 48; Steve and AnnToon/Robert HardingWorld Imagery: 57. **Alamy**/JonArnold: 61.